协和医生答疑丛书
荣获国家科学技术进步奖
中国医学科学院健康科普研究中心推荐读本

避孕节育

（第2版）

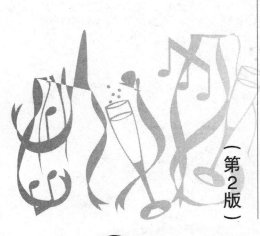

314个怎么办

主　编　刘欣燕　范光升

编　者　李春颖　高劲松　朱　玲
　　　　　陈　蓉　宋英娜　曹淑媛

 中国协和医科大学出版社

图书在版编目（CIP）数据

避孕节育314个怎么办／刘欣燕，范光升主编. —2版. —北京：中国协和
医科大学出版社，2014. 11
（协和医生答疑丛书）
ISBN 978-7-5679-0204-6

Ⅰ. ①避… Ⅱ. ①刘… ②范… Ⅲ. ①避孕-问题解答 ②节制生育-问
题解答 Ⅳ. ①R169.4-44

中国版本图书馆 CIP 数据核字（2014）第 264647 号

协和医生答疑丛书

避孕节育314个怎么办（第2版）

主　　编：刘欣燕　范光升
责任编辑：吴桂梅

出版发行：中国协和医科大学出版社
　　　　　（北京东单三条九号　邮编100730　电话65260431）
网　　址：www. pumcp. com
经　　销：新华书店总店北京发行所
印　　刷：北京朝阳印刷厂有限责任公司

开　　本：710×1000　1/16 开
印　　张：7. 75
字　　数：100 千字
版　　次：2015 年 4 月第 2 版
印　　次：2018 年 12 月第 8 次印刷
定　　价：18. 00 元

ISBN 978-7-5679-0204-6

丛 书 序 言

　　"协和"是中国医学的金字招牌，也是许多中国百姓心中最高医学水平的象征。正是如此，全国各地近些年如雨后春笋般地出现许许多多的"协和医院"。但医学界知道，"协和"有北京、武汉、福建三个老牌医院；对于北方的大多数人而言，"协和"特指北京协和医院和北京协和医学院。

　　"北京协和"联系着黄家驷、林巧稚、张孝骞、吴英恺、邓家栋、吴阶平、方圻等一位位医学泰斗，也联系着一代代"新协和人"的劳动创造。这里有科学至上、临床求真、高峰视野、学养博深等闪光品格，也有勤学深思、刻苦务实、作风严谨、勇于创新等优秀精神。

　　"协和医生答疑丛书"是协和名医智慧和经验的总结，由北京协和医学院和北京协和医院众多专家参与编写，体现了这些专家对疾病的认识和对患者的关怀，更重要的是展示了他们多年甚至是一生临床诊疗的丰富经验。

　　"协和医生答疑丛书"因为其科学性、权威性和实用性，获得中国科普图书最高奖——国家科学技术进步奖二等奖。协和专家长期从事专业工作，写作语言并不十分通俗，也不够活泼，但这些在医学巅峰的医学专家写出了自己独特的经验和独到的见解，给读者尤其是患者提供了最科学最有效的建议。

　　几十年来，全国各地成千上万的患者为获得最好的治疗，

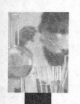
辗转从基层医院到地市医院，再到省级医院，最后来到北京协和医院，形成"全国人民上协和"的独特景观。而协和专家也在不断总结全国各级医院的诊疗经验，掌握更多的信息，探索出更多的路径，使自己处于诊治疑难病的优势地位，所以"协和"又是卫生部指定的全国疑难病诊疗指导中心。

"协和医生答疑丛书"不是灵丹妙药，却能帮您正确认识身体和疾病，通过自己可以做到的手段，配合医生合理治疗，快速有效地康复。书中对疾病的认识和大量的经验总结，实为少见，尤为实用。

袁　钟

中国医学科学院健康科普研究中心主任

2010年春

第 2 版前言

计划生育是我国的一项基本国策，关系到千万个家庭的稳定和幸福；如何选择个性化、高效且实用的计划生育措施一直是人们关心的焦点问题，若处理得当，可减少不必要的身体损伤，保护妇女的生殖健康。

为了给广大朋友们提供简洁准确的、可信度高的生殖健康知识，北京协和医院多位妇产科医生共同努力完成了这本《避孕节育314个怎么办》（第 2 版）。本书在原有版本的基础上，推陈出新，增加了先进的避孕节育方式。本书分别从两性的生殖解剖特点、女性生殖系统的生理变化、不同避孕节育方式的原理等方面，层层递进阐述了生殖与避孕节育等问题，形式简洁、内容新颖，不仅覆盖了传统避孕的相关知识，亦囊括了曼月乐、优思明等先进的避孕方式；不仅阐述了女性生殖避孕问题，亦讲解了男性计划生育的内容。密切围绕临床与生活常见问题，以一问一答的形式，深入浅出地解析当前计划生育热点、难点问题。每一图、一问、一答，既努力做到对大家关心的问题予以全面涵盖，又争取做到重点鲜明，读者可以快速查到自己关心的问题及答案。本书作为临床工作者的案头手册，具有科学性、先进性；作为广大朋友的囊中"闺蜜"又不失亲切性、实用性。

由于编写时间有限，本书仍不免有欠缺之处，望广大读者谅解并提出宝贵意见。

北京协和医院

刘欣燕

2015 年 3 月

第1版前言

　　1999 年 10 月 12 日，世界人口达到 60 亿。人口增长带来的是人均耕地的减少、渔业资源枯竭、森林面积萎缩、气温升高以及动植物种类大规模灭绝。科学家们在探索这样一个重要的问题：地球能支持的人口数量和生活质量是否有环境极限？虽然还没有最终答案，但毫无疑问，控制人口增长肯定会延缓或改善这些状况。

　　近 30 年来，许多发展中国家加强了卫生保健和教育，大多数国家的男女都希望少生孩子，家庭规模比前几辈人缩小。生育率大大下降，人口增长随之开始减缓。自 1969 年，全球人口由 37 亿增加到 60 亿，但每年的人口增长率却由 2.4% 降至 1.8%，并还将继续下降。世界人口增长高峰年发生在 1985～1990 年。年增 8600 万人。今后 20 年内，人口增长速度将会逐步下降，再往后下降会更快。

　　但我们要清醒地认识到，这种人口增长的减缓并不是自然或必然发生的，而是许多人在过去 30 年间付出了巨大的努力才得以实现的。这其中，中国成功的计划生育政策和广大的计划生育工作者为此作出的贡献是巨大的，在世界上得到高度评价。人口增长的减缓是否能继续，伴随而来的是生活的改善还是更多的压力，这将取决于在未来 10 年间能否实施成功的人口与发展政策，特别是取决于是否可以普遍实施享有健康，包括生殖健康的权利。生殖健康的主要内容包括：满足计划生育的需要；保证孕产妇健康，减低婴儿死亡率及防治性传播疾病

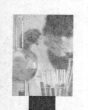

等，其中计划生育是生殖健康服务的中心组成部分。

目前还存在许多问题，据联合国人口基金会的资料，在发展中国家，大约 1/3 的生育年龄妇女无法获得先进、安全可接受的计划生育方法，每年因怀孕而死亡的妇女有 58.5 万人，而受感染或外伤的妇女人数更要高出好几倍；每年约有 2000 万例不安全堕胎，有 7 万多妇女死亡；每年近 1.75 亿例怀孕中，约有一半为意外怀孕或时机不当；有 1.2 亿妇女在两年之内不想或根本不想再生育，但由于缺乏途径或知识，没有使用任何避孕措施。如果计划生育服务普及，得到社会和家庭更多的理解支持，并可提供高质量的方案，这些状况将大大改善。

计划生育是我国的基本国策。经过多年的努力，计划生育工作取得了很大的成就。计划生育宣传非常普及。但我国的人口基数很大，人均自然资源非常有限，计划生育工作不能有稍许放松。近年来，随着人口意识的提高，人们主动要求计划生育的愿望非常强烈，渴望了解有关避孕与节育方面的专业知识，为此我们编写了这本书。

本书主要面对广大育龄期男女。内容包括男女生殖系统解剖及生理，我国计划生育政策，避孕药具的原理、选择、使用方法和副作用，紧急避孕、人工流产、药物流产等避孕失败的补救措施，各种终止妊娠的方法等，并特别强调了男性在计划生育中的作用。本书所涉及的问题，是我们在多年的临床工作中，需要经常向患者解释的问题，涉及面广，虽然有些问题专业性比较强，但文字浅显易懂，相信每一位读者都能从中得到自己所关心的答案。掌握了本书的内容，就可以根据自己的需要选择恰当的避孕方法，不仅可以减少意外妊娠及人工流产对健康的损害，还可提高男性承担计划生育的责任感，协调夫妻在避孕方面的矛盾，提高婚姻生活质量。即使需要接受补救手术时，也能心理放松地配合医生，使身体尽快恢复。

由于我们知识有限，错误在所难免，欢迎各位专家和读者批评指正。

目 录

一、生殖系统解剖及生殖生理

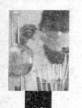
二、避　　孕

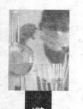

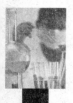

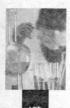

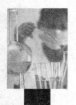

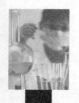

四、男性计划生育

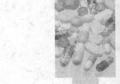

一

生殖系统解剖及生殖生理

1. 女性生殖系统包括什么？

女性生殖系统包括内、外生殖器官。女性外生殖器指生殖器官的外露部分，又称外阴，包括耻骨联合至会阴及两股之间的组织（图1）：如阴阜、大阴唇、小阴唇、阴蒂、阴道前庭。

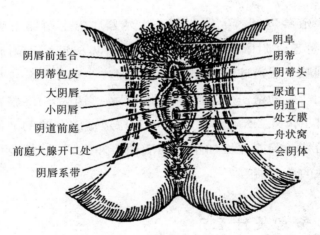

图 1　女性外生殖器

女性内生殖器指生殖器的内藏部分，包括阴道、子宫、输卵管及卵巢，后两者称为子宫附件（图2）。

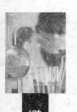

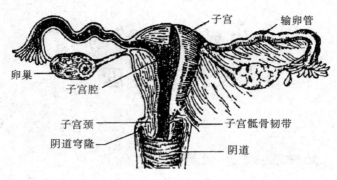

图2 女性内生殖器

2. 男性生殖系统包括什么?

男性生殖器包括内生殖器和外生殖器。内生殖器由生殖腺（睾丸）、输精管道（附睾、输精管、射精管、男尿道）和附属腺体（精囊腺、前列腺、尿道球腺）组成。睾丸是产生精子和分泌男性激素的器官。睾丸产生的精子，先贮存于附睾内，当射精时经输精管、射精管和尿道排出体外。精囊腺、前列腺和尿道球腺分泌的液体参与组成精液，供给精子营养并增加精子的活动。外生殖器包括阴囊和阴茎，阴茎是男性的性交器官。

3. 子宫是什么?

子宫位于骨盆腔中央，呈倒置的梨形，前面稍凸出。成年女性的子宫重约50克。长7~8厘米，宽4~5厘米，厚2~3厘米，子宫腔容量约5毫升。性交时，子宫为精子到达输卵管的通道；受孕后，子宫为胚胎着床、发育、成长的所在；分娩时，子宫收缩，使胎儿及其附属物娩出。

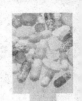

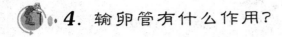

4. 输卵管有什么作用？

如图 2 所示，两侧的输卵管位于子宫的两旁，就像子宫的两只翅膀。输卵管对妊娠起非常重要的作用。卵子从卵巢排出后，由输卵管"拾起"，由伞端进入输卵管。正是在输卵管里，卵子和精子结合，形成受精卵，迈出了人生的第一步。如果输卵管有慢性炎症或发育、功能异常，就可能不孕或发生输卵管妊娠，后者俗称宫外孕（又称异位妊娠）。

5. 卵巢的主要功能是什么？

卵巢为女性的性腺，其主要功能为排卵及分泌女性激素，这两种功能分别称为卵巢的生殖功能和内分泌功能。由卵巢排出的卵子与精子结合，形成新生命，人类才得以延续。由于卵巢分泌女性激素，才使得女性能够正常发育，保持女性的各种特点。

6. 精子是什么？

精子由睾丸产生，是男性的生殖细胞，又称为性细胞。它的形状与蝌蚪非常相似，有一个大大的"脑袋"和长长的"尾巴"，总长度50～60 微米。依赖尾巴的摇摆，精子可以向前游动。精子携带来自父亲的一半的遗传信息，分为两种：一种为携带 X 染色体的精子，与卵子结合后生女孩；另一种为携带 Y 染色体的精子，与卵子结合后生男孩。要正常受孕，精子必须达到一定的数量。一般认为每毫升超过6 千万是正常，2 千万到 6 千万是数量减少，如果低于 2 千万，不易受孕。

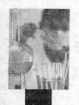

7. 卵子是什么?

卵子由卵巢产生,是女性的生殖细胞。它携带来自母亲的一半的遗传信息,但究竟生男还是生女,是由精子决定的。通常每个月经周期,只有一个卵子产生。

8. 卵子是怎样运送的?

卵子由卵巢排出后,经输卵管伞端的捡拾,输卵管壁的蠕动以及输卵管黏膜纤毛活动等协同作用,进入输卵管,并沿管腔向子宫侧运行。

9. 精子可存活多长时间?

精子进入女性生殖道可存活 2~3 日。

10. 卵子可存活多长时间?

卵子自卵巢排出后可存活 1~2 日,而受精能力最强的时间是排卵后 24 小时内。

11. 什么叫受精?

简单地说,受精就是精子和卵子结合在一起,形成受精卵。受精卵标志着新生命的诞生。

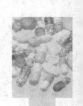

12. 精子与卵子是怎样结合在一起的？

卵子从卵巢排出后进入输卵管内，停留在输卵管壶腹部与峡部连接处等待受精。精液射入阴道内，精子经宫颈管进入宫腔，与子宫内膜接触后精子才具有受精能力，称为"精子获能"。当获能的精子与卵子相遇，精子顶体外膜破裂，释放出一种酶（顶体酶），通过酶的作用，精子得以穿过卵子周围的放射冠和透明带。一旦精子头部与卵子表面接触，就开始了受精过程，精子穿过卵母细胞的透明带为受精的开始，卵原核与精原核融合为受精的完成。

13. 妊娠是怎么回事？

妊娠是胚胎和胎儿在母体内发育成长的过程。卵子受精是妊娠的开始，胎儿及其附属物自母体中排出是妊娠的终止。妊娠的全过程是非常复杂、各种变化又极其协调的生理过程。

14. 宫颈在妊娠中起什么作用？

在妊娠早期，宫颈充血，组织水肿，宫颈黏液分泌增多，形成黏稠的黏液栓，有保护子宫腔免受外来感染侵袭的作用。接近临产时，宫颈管变短并轻度扩张，临产后宫颈扩张至开全，最后胎儿经此娩出。

15. 宫颈黏液可以提示什么？

①宫颈黏液可以间接估价雌激素的影响。月经刚净时，体内雌激素水平低，宫颈管分泌的黏液量很少，随着雌激素水平的不断增高，

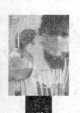
黏液分泌量也逐渐增多，并变得稀薄而透明，而且不易拉断，在排卵期达到高峰，排卵后，受孕激素影响，黏液分泌量逐渐减少，质地变得黏稠而混浊，延展性差，易断裂。②根据宫颈黏液可以估价卵巢功能。排卵前，涂片检查，干燥后可见羊齿状结晶；排卵后，结晶逐渐模糊，代之以椭圆体。③根据宫颈黏液还可以确定交媾试验（交媾试验即性交后试验：近排卵期，禁欲至少2天，性交后仰卧30分钟，最好2~6小时取宫颈黏液，检测宫颈黏液对精子的反应及精子穿透黏液的能力）和人工授精的时间。

16. 白带是什么？

白带是由阴道黏膜渗出物、宫颈管及子宫内膜腺体的分泌物等混合而成，其形成与雌激素的作用有关。正常的白带呈白色糊状或蛋清样，高度黏稠，无腥臭味，量少，对妇女的健康无不良影响，称为生理性白带。若生殖道出现炎症或发生癌变，白带量将显著增多，性状也有所改变，称为病理性白带。

17. 白带在月经周期中有变化吗？

白带在月经周期中是有变化的。月经刚干净时，白带很少，然后逐渐增多，稀薄透明，很像鸡蛋清，到排卵期时，达到最高峰，接着分泌量又逐渐减少，质地变得黏稠而混浊。

18. 怎样发现阴道炎？

阴道炎时白带会有明显的改变，常伴有外阴及阴道口的瘙痒，因此，只要观察白带就可以及时发现阴道炎。阴道炎时白带的变化主要有：①量增多；②常有异味；③性状改变。有些阴道炎白带会有特征

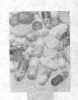

性地改变，如滴虫性阴道炎为白色或灰黄色泡沫样白带，霉菌性阴道炎时白带为白色稠厚豆腐渣样。

19. 什么是排卵？

随着卵泡的发育成熟，卵泡逐渐向卵巢表面移行并向外突出。当卵泡接近卵巢表面时，该处表层细胞变薄，最后破裂。卵泡液大部分流出后卵细胞排出，称为"排卵"。排卵多发生在两次月经中间，一般在下次月经来潮前 14 日左右，卵子可由两侧卵巢轮流排出，也可由一侧卵巢连续排出。

20. 基础体温是什么？

基础体温是机体处于静息状态下的体温。具有正常卵巢功能的生育年龄妇女基础体温呈特征性变化。在月经后及卵泡期基础体温比较低（36.6℃），排卵后体温上升 0.3~0.5℃，一直持续到经前 1~2 日或月经第 1 日，体温又降到原来水平。排卵后体温上升是由于卵巢排卵后有黄体形成，产生的孕酮作用于下丘脑体温调节中枢，有致热作用而使体温升高。将月经周期每日测量的基础体温画成连线则呈双相曲线；若无排卵则基础体温无上升改变而呈单相曲线。正常排卵妇女，体温升高应持续 12~14 日，若短于 11 日，表示黄体发育不全。

21. 如何知道排卵的时间？

要知道排卵时间有多种方法。如果月经周期很准，下次月经前 14 天左右，就是排卵的时间。有基础体温测定者，在体温上升前后 2~3 日是排卵期，这时最易受孕，称为易孕期。血液中激素水平、阴道脱落细胞检查、宫颈黏液、超声监测都可以帮助判断排卵。激素水平监测法：在月经周期的前 1~8 天，雌二醇分泌量缓慢增加，第 8 天以后则迅速增加到高峰值，相应诱导垂体的黄体生成素出现高峰，在 16~24 小时内发生排卵。排卵当天雌二醇下降到最低水平，待黄体形成后，雌二醇缓慢上升，在排卵后 7~9 天又形成一个较宽的峰值。孕酮在排卵前水平很低，排卵时略有升高，排卵后 7~8 天达到高峰。激素的测定并不绝对可靠，如卵泡不破裂综合征。阴道脱落细胞检查法：阴道上皮随卵巢激素水平改变发生周期性变化。排卵期阴道角化细胞所占比例最高。排卵后期阴道角化细胞逐渐减少。宫颈黏液法：排卵期宫颈分泌的黏液变得非常稀薄、透明，拉丝度可达 10 厘米以上。宫颈黏液涂片干燥后置于显微镜下检查，可见羊齿植物叶状结晶。这种结晶在月经周期第 6~7 日即可出现，到排卵期结晶形状最清晰而典型。超声监测法：目前超声可以观察卵泡的形态变化，监测排卵。当超声监测到增大的卵泡突然皱缩或消失，即说明排卵。

22. 月经是怎么回事？

月经是指有规律、周期性的子宫出血，是生殖功能成熟的外在标志之一。子宫是一个空腔器官，腔内覆有一层黏膜，称为子宫内膜。从青春期到更年期，子宫内膜受卵巢激素的影响，周期性地剥脱，产生月经。

23. 初潮是什么？

月经第一次来潮称初潮。月经初潮年龄多在 13~15 岁之间，但可能早在 11~12 岁，晚至 17~18 岁。月经初潮的迟早，受各种内外因素的影响。体弱或营养不良者月经初潮可较迟，而体质强壮及营养良好者，月经初潮可提早。

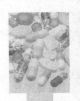

 ## 24. 什么是月经周期?

出血的第一天为月经周期的开始，两次月经第一天的间隔时间称为一个月经周期。一般为 28～30 天，提前或延后 3 日仍属正常范围。周期长短因人而异，但每个妇女的月经周期有自己的规律性。

25. 月经血是什么样的?

月经血一般呈暗红色，除血液外，尚含有子宫内膜碎片、宫颈黏液及脱落的阴道上皮。月经血的主要特点是不凝固，但在正常情况下偶尔也会有些小凝块。

26. 雌激素是什么?

雌激素是由卵巢分泌的一种女性激素。主要作用为促进女性生殖器官和乳房的发育。

 ## 27. 孕激素是什么?

孕激素也是卵巢分泌的一种女性激素。它的生理作用是在雌激素作用的基础上，进一步促进女性生殖器官的发育，为妊娠作准备。可见雌激素与孕激素有协同作用。另一方面，雌激素与孕激素又有拮抗作用。例如，妊娠时，雌激素使子宫收缩力增强并增加子宫平滑肌对缩宫素的敏感性；孕激素使子宫肌松弛，活动能力降低，对外界刺激的反应能力降低，降低妊娠子宫对缩宫素的敏感性，有利于受精卵在子宫腔内的生长发育。

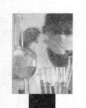

 28. 月经周期受什么影响？

月经周期的调节是一个非常复杂的过程。月经周期的调节涉及下丘脑、垂体、卵巢和子宫。内外因素的刺激均能影响这些部位的互相协调作用。内部因素如营养不良、贫血、代谢紊乱，外部因素如精神过度紧张、恐惧、忧伤、环境和气候的变化，都会通过大脑皮层和中枢神经系统影响下丘脑-垂体-卵巢轴的相互调节，导致月经失调。

 29. 妊娠必须具备什么条件？

妊娠必须具备下列条件：①男女双方均能产生正常的生殖细胞，如男性无精症女性就不能妊娠；②受精过程中涉及的通路都必须通畅，例如，输卵管不通时也不能妊娠；③同房时间合适（一个月经周期中，只排卵一次，排卵后 24 小时内是受精能力最强的时间。精子进入女性生殖道可存活 2～3 日。也就是说，只有在排卵期前后同房，才可能受孕）；④子宫为受精卵的着床做好准备。每个月经周期中，子宫仅有一个极短的敏感期，允许受精卵着床。

 30. 如何知道妊娠了？

有多种方法可以帮助判断是否妊娠。①病史：生育年龄妇女，有性生活，月经周期正常者，有停经史、出现早孕反应、尿频，应该怀疑是否妊娠；②查体的变化：乳房肿胀疼痛，乳头及乳晕皮肤着色加深，查体发现子宫增大变软；③各种化验及实验室辅助检查，如尿妊娠试验阳性，B 超子宫内见胎囊，基础体温测定高温相持续 18 天以上不下降，孕酮试验停药 7 天阴道仍无出血，都可以帮助作出早孕的诊断。但应该注意的是，尿人绒毛膜促性腺激素（HCG）阳性不应作为诊断的唯一依据，应该结合病史、体征、实验室检查及 B 超结果综合判断。

31. 早孕反应一般什么时候出现？

早孕反应一般出现在停经 6 周左右。表现为头晕、乏力、嗜睡、食欲不振、喜食酸物或厌恶油腻、恶心、晨起呕吐等。恶心、晨起呕吐可能与体内人绒毛膜促性腺激素（HCG）增多、胃酸分泌减少以及胃排空时间延长有关。多于妊娠 12 周左右自行消失。

32. 什么是尿妊娠试验？

孕妇尿液中含有人绒毛膜促性腺激素（HCG），通过测定尿液中是否含人绒毛膜促性腺激素（HCG）来判断是否妊娠的方法就叫做尿妊娠试验。

33. 如何计算孕周？什么是流产、早产、过期妊娠？

由末次月经第一天作为孕周的开始计算孕周，停经 280 天为预产期。预产期还有一种计算方法是，末次月经第一天的月份加 9 或减 3，日期加 7，就是预产期。

停经 28 周以内妊娠终止者，称为流产；停经满 28 周至 37 周以内妊娠结束者，称为早产；妊娠达到或超过 42 周，称为过期妊娠。

34. 早孕时盆腔检查会影响胎儿发育吗？

盆腔检查本身不会影响胎儿的发育，不会造成流产。早孕期间应

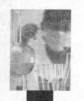

当做盆腔检查，原因有以下方面：①早孕时子宫增大，盆腔检查可以帮助诊断早孕，并且作为核对预产期的一个依据；②早期盆腔检查还可以及早发现宫外孕、双胎妊娠；③早期盆腔检查还可以及早发现盆腔脏器的畸形，有利于及早手术。当然，在先兆流产或习惯性流产时，应该避免盆腔检查。

35. 早孕时 B 超检查是必需的吗？

这个问题目前还没有定论。在日本，孕妇每个月都要做 B 超检查；在欧美，整个孕期 B 超检查不超过 4 次，主要是因为还不清楚 B 超是否真的对胎儿无影响。但是，早孕期间还是应该至少做一次 B 超检查，因为 B 超检查可以帮助诊断早孕和核对预产期，可以尽早发现双胎妊娠、宫外孕、葡萄胎。对于有阴道出血的早孕，B 超就更有价值，可以帮助鉴别诊断宫内孕和宫外孕，先兆流产和难免流产，从而对临床具有很高的指导意义。

36. 妊娠多少周 B 超可见胎囊？

最早在妊娠 5 周时 B 超可见到妊娠囊。

37. 妊娠多少周 B 超可见胎芽及胎心？

最早在妊娠 7 周时 B 超可见胎芽及胎心。

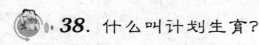

避　孕

 38. 什么叫计划生育？

自十一届三中全会以来，我国的人口问题日益受到重视，为了有效地控制人口增长，计划生育被列为我国的一项基本国策。计划生育工作就是通过有效的节育措施，控制人口的增长。目前我国人口已超过 13 亿。在控制人口数量的同时，还要注意提高人口的素质。计划生育工作的具体内容包括：晚婚、晚育、节育和提高人口素质。男性 25 周岁，女性 23 周岁以上结婚者称为晚婚，这一年龄段的青年已初步奠定了学习和工作的基础，婚姻可以得到基本的保障。晚育是指女子年龄超过 24 岁，使得夫妇双方充分适应婚后生活，并为育儿作好物质和精神上的准备。在生育前后采取相应的措施避免妊娠，则称为节育。通过计划生育工作避免先天性缺陷代代遗传，防止后天因素影响后天发育，以提高人口素质。目前，在全国范围内已建立了多种执行计划生育措施的单位网点，并制定了有关工作常规和管理办法，优生优育法规也在酝酿之中，这些都将确保我国计划生育工作的顺利开展，达到有效控制人口增长的目标。

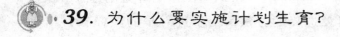 **39.** 为什么要实施计划生育？

人口问题已成为一个全球性问题。人口爆炸使我们的地球不堪重

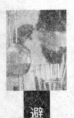

负，人类不断向地球索取有限的资源，造成资源短缺，环境和生态不断遭到破坏。1987年世界人口突破了50亿，其中我国的人口就占世界人口的五分之一以上。我国是世界上人口最多的国家，人口问题一直是多年来困扰我国经济发展和阻碍人民生活水平提高的一大难题。尽管自20世纪70年代初以来，我国实行计划生育的工作取得了很大成绩，但由于我国在20世纪50年代和1962~1972年间先后出现了两次生育高峰，使我国人口快速增长的趋势始终没有改变。进入20世纪80年代后，人口增长的速度加快，每5~7年即可增长1亿人口，"七五"期间平均每年净增人口1700万，相当于一个澳大利亚的人口。由于人口基数大，近年来尽管人口增长的速度有所下降，但每年我国人口新增加的绝对数仍然很大。即使按照国家十年规划规定的把年均人口自然增长率控制在12.5‰内，到20世纪末我国人口已超过13亿，人口增长的势头将持续100年后达到峰值，人口总数将达到21亿左右，如此庞大的人口将给下世纪我国经济和社会的发展带来极大的压力。

所以，实行计划生育，严格控制人口增长，坚持优生优育，提高人口质量，直接关系到人民生活水平的进一步提高，是造福子孙后代的百年大计，是我国的基本国策，必须长期坚持。

40. 计划生育咨询GATHER指的是什么？

咨询的步骤可以分为六大部分，即 GATHER 方法：G（greeting）：迎接、问候对象；A（asking）：询问，通过适宜的问题，了解对象来诊的目的；T（Telling）：告诉对象或向对象介绍适宜的避孕方法的信息；H（helping）：帮助对象做出适宜的选择和决定；E（explaining）：就对象选择的方法，给予进一步的解释和介绍；R（return，refer，reinforce）：随访、转诊、强化。

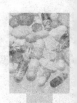

41. 怎样获得免费的避孕药具？

通过单位、社区（街道、居委，或乡镇、村委）、免费发放站（点），在社区或公共场所设置的免费发放箱或柜。

42. 为什么要避孕？

古人已经对控制生育有了兴趣，但是由于生产经济及技术水平的低下，婴儿的死亡率很高，人们不得不通过增加生育来保证传宗接代，避孕也就显得并不重要了。然而，随着医疗、卫生、营养和工作条件的改善，婴儿的存活率大大提高，随着世界人口不断增加，人口控制的问题逐渐突出。18 世纪末英国经济学家托马斯就曾预言：人类终有一天将不堪其自身人口的重负。为了减轻人口压力，提高人口素质，避免意外或不希望的妊娠发生，各种避孕措施相继问世。在我国，避孕已经成为计划生育工作的一个重要部分。随着人们生活水平的不断改善和知识层次的提高以及社会保障系统的不断完善，多子多福、养儿防老的观念已被越来越多的人所抛弃，为了避免多次妊娠给妇女和家庭造成精神、肉体上的伤害和经济、工作上的损失，避孕则显得尤为重要了。

43. 避孕方法有几类？

目前成熟的避孕方法有以下几类：阴道屏障法、宫内节育器、药物避孕、自然避孕法（安全期避孕）和绝育术。另外，尚有一些正在研究中的避孕方法，如免疫避孕法、促黄体释放激素类似物（LHRH）等。屏障法和宫内节育器统称为工具避孕；药物避孕包括短效口服避孕药、长效口服避孕药、探亲避孕药、长效注射避孕药、

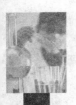
皮下埋植避孕、局部杀精避孕药等；自然避孕法是指通过避免在易孕期性生活而达到避孕的目的；绝育术通常是指输卵管绝育和输精管结扎。

44. 常用避孕的基本原理是什么？

首先是抑制女性生殖细胞卵子的发育或排卵。目前，广泛使用的各种口服避孕药（短效和长效）、各种避孕针等，主要是抑制女性卵子的生成和排卵。其次，如果能阻止精子与卵子结合，也同样能达到避孕的目的。男用阴茎套和女用阴道隔膜，就是用工具机械性阻止精子与卵子相遇。现在认为，宫内节育器的避孕原理也主要是阻止精、卵结合。第三，设法改变子宫腔的内环境，使受精卵不能植入和着床，以达到避孕的目的。各种宫内节育器就有这种作用。服用避孕药，子宫内膜也会变得不适于受精卵着床。

45. 自然避孕有哪些方法？

（1）通过月经周期的症状和体征，间接判断排卵过程并计算易受孕期，从而进行周期性禁欲的避孕方法。

（2）根据排卵后体温较排卵前升高 0.3～0.5℃，维持 14 天后下降，据此间接判断排卵日并避免性交的避孕方法。

（3）宫颈黏液观察法：排卵前后由于卵巢分泌激素的变化，影响宫颈黏液的分泌量、拉丝度和结晶形态，据此间接判断排卵并避免性交的避孕方法。

46. 什么叫"安全期"避孕？

妇女排卵通常在下次月经来潮前的 14 天，在排卵前后的 4～5 天内为易受孕期，其余的时间较不易受孕故称为"安全期"。平时月经周期规律的妇女，能从阴道排出的宫颈黏液的变化，基础体温的变化等方面识别排卵的时间，可以不用其他药具而单纯通过抑制易孕期性生活来避孕，或仅在易孕期采取避孕措施，称"自然避孕法"。有些妇女不做宫颈黏液观察以确定排卵时间，而是按一般规律推算排卵期，并依据此调节性生活，则称为"安全期"避孕。

47."安全期"避孕安全吗？

"安全期"避孕似乎很安全，其实不然。虽然说妇女的排卵是有一定的规律可循的，但现实中许多采用"安全期"避孕的妇女却"意外"地妊娠了。这是什么原因呢？原来，妇女的排卵过程受到多种因素的影响，包括情绪、健康状况或外界环境等。这些因素可以导致排卵的提前或延迟，甚至发生额外排卵。在这样的情况下，"安全期"避孕就不安全了。所以说，"安全期"避孕并不十分可靠，失败的机会很大。

48. 月经不规律的人能用"安全期"避孕吗？

"安全期"避孕是根据月经周期来推测易孕期，从而避免在这段时期内进行性生活或仅在易孕期采取避孕措施，而在所谓的"安全期"则不采取避孕措施，这种方法本身就不太可靠，加上月经不规律，很难预测排卵日期，所以对于月经不规律的妇女来说不能采取"安全期"避孕法。

49."体外排精"避孕可靠吗？

"体外排精"顾名思义就是在射精前将阴茎抽出女方体内，使精液不进入阴道，从而达到避孕的目的。这种方法是不可靠的，原因在于：在射精前，会有少量前列腺分泌物流入阴道，这些分泌物中带有少量精子，可导致女方受孕；另一方面，体外射精很难控制，有一定的失败率，所以体外排精避孕不是可靠的避孕方法。

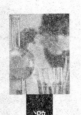 **50.** 哺乳期可以不避孕吗？

产后6周这段时期临床上称为产褥期，这是产妇除乳腺外全身各器官恢复或接近正常未孕状态的一段时期，此时恶露应慢慢干净。不哺乳的产妇一般在产后6~8周月经复潮，而哺乳产妇月经复潮延迟，甚至在哺乳期月经一直不来潮。不哺乳产妇平均在产后10周恢复排卵，哺乳产妇排卵时间要比不哺乳的产妇晚，在产后4~6个月恢复排卵。产后较晚恢复月经者，首次月经来潮前就可以有排卵。由于个体之间存在着较大的差异，产后妇女具体何时恢复排卵很难确定，所以产后妇女对采取避孕措施不能掉以轻心，尤其是哺乳的产妇，误认为哺乳期间没有月经就没有排卵，从而不采取避孕措施，导致产后受孕，这种情况经常可以见到。所以只要哺乳期就可以不避孕的说法是不正确的。

51. 哺乳期可用哪些避孕方法？

（1）避孕套：这是绝大多数产后哺乳期夫妇首选的避孕方法。

（2）杀精剂：这里指水基杀精剂（以壬苯醇醚为代表），如避孕栓、避孕胶冻。

（3）宫内节育器：相对避孕时间比较长，可达5年以上。在产后即时、产后42天、阴道分娩后3个月、剖宫产后6个月都可放置。

（4）单纯孕激素避孕方法：如皮下埋植、阴道甲硅环、狄波普维拉（DMPA，长效避孕针）。这些方法在产后6周就可以使用。

（5）绝育：男方或女方绝育都可以，因为属永久性避孕措施，夫妇双方应充分咨询、做出知情而又自主的选择。

（6）哺乳闭经法：见后述。

 ## *52.* 什么是哺乳闭经避孕方法？

哺乳闭经避孕方法是一种经科学研究和临床试验发展起来的，能在一段时间内使用的避孕方法。其原理是哺乳时，婴儿吮吸乳头，刺激了母亲乳头上的神经末梢，抑制"下丘脑－垂体"促性腺激素释放激素和促性腺激素的释放，从而抑制排卵，达到避孕的目的。

采用哺乳闭经避孕法必须完全符合以下前提。

（1）闭经，即产后月经尚未恢复。

（2）完全或接近全母乳喂养，即无论白天还是黑夜，随时用母乳喂养婴儿，每天哺乳6~8次，不添加任何辅食（包括水）。

（3）产后4~6个月以内。

如果以上三个条件中任何一项发生了变化，应该选用其他避孕方法。

 ## *53.* 什么叫工具避孕？

工具避孕主要包括：阴道隔膜（俗称子宫帽）、阴茎套（即避孕套）和宫内节育器等。阴道隔膜和阴茎套属于阴道屏障法，都是通过物理方法防止精子到达子宫口来防止妊娠的，它们必须在每次性生活时坚持使用，否则容易导致避孕失败。宫内节育器是放置在女性子宫腔内的避孕器具，通过物理和化学的作用起到避孕的效果。

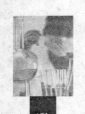

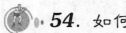

54. 如何选购避孕套？

去药店选购避孕套时，会见到各种大小和类型的品种。按直径大小分为35、33、31毫米三种，可以根据个人的情况选择，初次使用可以先试用中间型号即33毫米的，以后根据使用情况调整。另外，避孕套的品种也是五花八门，它们有的颜色各异，有的带各种花纹，有的涂有润滑剂，有的涂有杀精剂，它们是为了满足不同的需要而制造的。涂有润滑剂的可以免去同房时临时往避孕套上涂避孕膏等润滑剂的麻烦，涂有杀精剂的可以在万一避孕套破裂时杀死精子增加安全性，颜色和花纹是为引起视觉刺激或增加性快感而设计的。使用避孕套的夫妇可以根据个人的喜好选择相应的品种。

55. 为什么每次性交都要使用避孕套？

使用避孕套作为避孕措施的人应该在每次同房时坚持使用，否则容易导致避孕失败。其原因在于，虽然排卵时间有一定的规律可循，但它同时受到许多外界环境因素和内在身体变化的影响，往往难以预测，所以即使经常使用避孕套，但一次两次的疏忽常常会造成意外妊娠，这时已是后悔莫及了。

56. 为什么使用避孕套前后都要检查？

避孕套是由优质薄乳胶制成的筒状物，顶端呈小囊状，排精时精液潴留于此小囊内不能进入宫腔而避孕。虽然目前多使用一次性避孕套，但在使用前仍应检查其是否有漏孔，可采用吹气的方法，如果发现避孕套漏气，表明有破损，则应废弃不用，以防止精液通过破损处进入阴道和子宫；避孕套使用后也应及时检查其有无破损，如果见到有破损及精液流出，则应该立即采取紧急避孕措施防止意外妊娠的发生。所以，为了保证避孕套能安全使用并有效避孕，在使用前后都应该检查。

 57. 如何使用避孕套？

（1）男用避孕套根据直径有不同的大小，使用前选择合适大小的型号。

（2）套入前先将避孕套前端的小囊挤扁，以排空气体防止使用过程中破裂。

（3）将勃起的阴茎套入避孕套内，将卷折部分向阴茎根部推卷，直到阴茎根部为止。

（4）射精后在阴茎软缩前，握紧套口将避孕套和阴茎一起从阴道内抽出。

从性交开始就要使用，不能等快射精时才用。

58. 避孕套除避孕以外还有什么益处？

（1）改善性生活质量：降低阴茎龟头部位的敏感性，使男性性交时间延长，延缓射精过程，妻子也容易获得性满足。

（2）避免发生过敏反应：避免了配偶精液直接进入女性阴道，从而避免发生精液过敏反应。

（3）治疗免疫性不孕：有些女性不孕症是因为体内产生了抗精子抗体。对于这类不孕症对象，可以建议在性生活中使用避孕套。一般在3~6个月后，体内抗精子抗体水平降低。

（4）应用避孕套，可以防止包皮垢刺激女性生殖道：可减少盆腔感染性疾病，也可以减少宫颈炎。

（5）妊娠晚期性生活时使用避孕套，可减少精液污染羊水的可

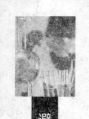

能性。

（6）预防性传播疾病（SID）。

59. 什么是性传播疾病？

长期以来，人们谈起性病，马上会联想起淋病、梅毒等新中国成立前猖獗的疾病，并将它们与品行不端、寻花问柳等联系起来。近一二十年，"性病"一词被"性传播疾病"所代替，其包含的种类已从最初有限的几种扩大到包括至少50种微生物所感染的疾病。所谓"性传播疾病"，是指可以通过性交而传播的传染性疾病，病原微生物通过破损的皮肤或通过体液的接触传染给对方。最引起人们重视的性传播疾病有淋病、梅毒、尖锐湿疣、艾滋病等，其他如巨细胞感染、乙型肝炎病毒感染和滴虫性阴道炎等也被归入性传播疾病的范畴，它们都可以通过性交传播。所以，性传播疾病的范围要比通常认为的大得多，不一定和不健康性行为有关。1964年我国曾宣布消灭了性病，但近年来我国的性传播疾病又有出现和增多，患者为数不少，其中以淋病最为多见。

60. 避孕套可以防止性传播疾病吗？

避孕套是防止性传播疾病传播的有效方法。通过防止阴茎和宫颈以及阴道分泌物或病变部位的接触，避孕套可以有效地保护男性免于感染性传播疾病；同样，对于女性来说，避孕套也起到了有效的保护作用。但由于性传播疾病造成的生殖区损伤不能被避孕套完全覆盖，所以这种保护作用也不是百分之百安全的。

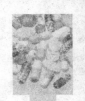

61. 阴道隔膜是什么?

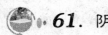

阴道隔膜俗称"宫颈帽",它是有弹簧沿的圆帽状的乳胶制品,其大小按弹簧外沿直径分为 50、55、60、65、70、75、80 毫米。常用的有 65、70 或 75 号。使用时阴道隔膜覆盖住子宫颈口,阴道内的精子便不能进入宫腔,从而达到避孕的目的。

62. 如何使用阴道隔膜?

在排除子宫脱垂、直肠膨出、膀胱膨出、阴道炎和重度宫颈炎的情况下才能使用阴道隔膜。首先需在专业人员的指导下选择相应号码的阴道隔膜。放置前将隔膜的凸面及边缘涂以避孕乳酸胶冻,使用者取半卧、半蹲或半坐位,两腿稍分开,一手分开大阴唇,另一手的拇指和中指将隔膜捏成椭圆形,凸面朝宫颈,沿阴道后壁向后上方送入,直达后穹隆顶端,再使隔膜前缘嵌于前穹隆,最后探查宫颈是否已被盖住。取出时,用右手示指或中指伸入阴道,在耻骨联合上方钩住隔膜弹簧圈的前缘,向外牵出。一般在性交前放入,于性交后 8~12 小时取出。如过早取出,则尚有活动能力的精子还可能进入宫腔而导致避孕失败。留置也不应超过 24 小时,以免损伤阴道壁。取出后将隔膜洗净擦干,擦上滑石粉备用。

63. 什么是宫内节育器?

宫内节育器俗称节育环、节育器,它是一类放置于子宫腔内的避孕器具,我国自 1957 年开始大力开展宫内节育器的研究和临床使用,并对其形状、大小和制作材料进行了多次改进,以提高其避孕效果。宫内节育器是一种相对安全、有效、简便、经济而且可逆的避孕工

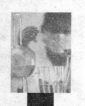

具，受到了广大群众的欢迎。在我国，宫内节育器是育龄妇女使用最多的避孕工具，据1992年国家计划生育委员会统计，我国采取综合节育措施的人数已超过1.98亿，其中采用宫内节育器的妇女有7791万，占综合节育人数的39.1%，其避孕成功率可以达到90%以上。

64. 宫内节育器避孕效果的推算方法有什么？

避孕有效率是指在一定时期内（如一年）使用某种宫内节育器的妇女未发生妊娠的比率。简单地讲，避孕有效率（%）= 100% - 妊娠率（%）。推算避孕效果的统计方法有很多种，有百分率计算法、妇女年计算法、周期计算法和生命表统计法等。

65. 常用的宫内节育器有几种？

国内外目前使用的宫内节育器有几十种，制作原料多为塑料、金属或硅胶。宫内节育器分为两代：第一代宫内节育器又称为惰性宫内节育器，有金属的不锈钢弹簧或单环、双环或麻花形，也有塑料或塑料金属混合制品，还有单用塑料加33%硫酸钡，以利X线检查；第二代宫内节育器又称为活性宫内节育器，缓慢释放铜或孕激素，具有第一代所缺乏的活性，进一步改善了避孕效果，目前，第二代宫内节育器在国内外得到广泛使用。

66. 什么是惰性宫内节育器？

惰性宫内节育器是第一代宫内节育器，是不释放任何活性物质的宫内节育器，常用的有不锈钢圆环宫内节育器、蛇形宫内节育器、塑料节育花宫内节育器、钢塑混合环宫内节育器、T形宫内节育器、盾形宫内节育器等。我国带器者中90%使用不锈钢圆环。由于金属圆环宫内节育器带器妊娠率和脱落率高，已造成人口增加的压力，抽样调查显示：我国农村有 37.2% 的带器者带器妊娠持续至分娩，有 45.1% 宫内节育器脱落后妊娠持续到分娩。因此，我国政府已决定于 1993 年停止金属圆环类宫内节育器的生产，而把带铜宫内节育器作为临床首选的宫内节育器。

67. 什么是活性宫内节育器？

活性宫内节育器是第二代宫内节育器，是利用宫内节育器为载体，缓慢释放铜或孕激素的宫内节育器，其有效率明显高于第一代宫内节育器，含有孕激素和某些药物的宫内节育器还能减少脱落率，减少月经量。1992 年 9 月，我国政府宣布：从 1993 年开始，所有新放置的宫内节育器将由惰性改为活性。也就是说，1993 年以后上的环均为活性环。活性环的优点包括：高效，妊娠率低于 1%；长效，可以连续使用 5 年或更长时间；安全，仅对局部产生作用，而对全身代谢没有影响；可逆，取器后生育能力很快恢复；简便，一次放置，长期有效，便于检查；经济，价格低廉，能够接受。

68. 串铜是怎样一种宫内节育器？

串铜是目前最新的一种宫内节育器，它是由比利时妇科专家 Dirk. Wildemeersch 发明的无支架带铜节育器。传统的宫内节育器靠支架固定，难以随子宫的情况改变形状，从而造成子宫内膜的损伤引起出血，如果过大会导致损伤、嵌顿和疼痛，过小则容易脱落。串铜克服了传统宫内节育器的上述缺点，它用一根丝线固定在宫底肌层，以六个铜套固定于丝线上，没有支架，能够适应各种宫腔形状，减少了对内膜的损伤和对子宫的刺激，从而减轻了带环的不适及有关的并发症，是一种值得推广的新型宫内节育器。

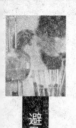

 69. 带铜宫内节育器会过敏吗？

近年来常有报道，放置带铜宫内节育器后出现与其他过敏原致敏相似的临床症状。多数出现皮疹、全身瘙痒，个别出现心悸、腹痛等。如临床上怀疑铜过敏者应及时取出宫内节育器，并抗过敏治疗，以后不能使用带铜宫内节育器。

70. 曼月乐是怎样一种宫内节育器？

曼月乐为一种高效的含药宫内节育器，每天释放 20 微克左炔诺孕酮。主体为小的 T 型硅胶支架，在子宫局部产生高效的孕激素。

71. 为什么带曼月乐环后会有不规则阴道出血？

曼月乐的主要副作用为置器最初 6 个月内部分妇女出现阴道点滴出血及不规则流血，可能与单纯孕激素突破性出血（应用避孕药物及含激素药物的避孕环时出现的阴道出血称突破性出血，出血呈点滴样或月经样）有关。

72. 带曼月乐环后会闭经吗？

曼月乐在宫腔内主要发挥局部孕激素作用，对子宫内膜有很强的抑制作用，使月经出血量及持续时间减少，可发生闭经，取出曼月乐环后，月经可恢复。

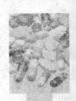

73. 曼月乐环除避孕外还有什么益处?

它可治疗月经过多、子宫内膜异位症、子宫腺肌病,缓解痛经。

74. 宫内节育器是如何起避孕作用的?

宫内节育器抗生育的作用是多环节的。放置在妇女子宫腔里的宫内节育器对于子宫来说是一种外来的异物,异物的出现自然会导致非感染性的异物反应,使吞噬细胞活动增加,从而抑制受精卵和胚胎的正常发育;这种异物反应还可以损伤子宫内膜,产生前列腺素,改变输卵管的运动,使受精卵与内膜的周期性变化不同步,影响受精卵的着床。活性宫内节育器除了上述节育器都有的避孕机制之外,还有其他特点。

75. 宫内节育器会自行脱落吗?

宫内节育器在子宫腔内并不是一直老老实实地待着的,子宫也不是永远静止不动的。由于子宫对异物的敏感性、宫内节育器本身的特点(形状、大小、支撑力、表面光滑程度)、妇女的个体差异(年龄、胎次及放器时间)等原因,避孕环有可能自行脱落,这种脱落大多数发生在第一年,50%发生在头三个月,应多加注意,及时发现,以免发生意外妊娠。此后环脱落的情况逐渐减少,趋于稳定。

76. 为什么有些宫内节育器带尾丝?

有尾丝的避孕环放取方便。由于在放环的时候留了一定长度的尾丝,便于复查时了解环的位置,发生环的移位也能方便及时地发现,

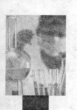

而不用像无尾丝的环那样必须做透视或 B 超才能发现，所以目前的许多环都是带尾丝的。

77. 带尾丝的宫内节育器容易引起感染吗？

有人认为带尾丝的节育器会引起感染，阴道内的感染可以沿着尾丝进入宫腔，导致上行性感染。这种想法说起来有一定道理，但有关的研究并没有发现尾丝和感染有必然的联系，放环后的感染与放环时无菌操作不严，放环导致原有感染复发，或放环术后过早的性生活等原因有关。

78. 什么时候放置宫内节育器？

①月经干净 3 ~ 7 天之内。②哺乳期闭经或可疑妊娠者，应在排除妊娠后放置。③正常产后 42 天，恶露已干净，子宫恢复正常者。④早孕人工流产负压吸引术后即刻放置（子宫收缩不良、出血过多、有感染可能或组织残留者暂不放）。⑤药物流产后月经恢复正常后。⑥自然流产或中期妊娠引产转经后子宫已恢复正常者。⑦剖宫产术后 6 个月（根据情况可考虑放置）。⑧用于紧急避孕，在无保护性交后 5 天内放置。

79. 放环的并发症有哪些？

放环最严重的并发症是子宫穿孔，尤其是多次刮宫后极薄弱的子宫、哺乳期极软的子宫、畸形或极度屈曲等形态异常的子宫，需非常小心。严重的穿孔可以导致宫内节育器进入腹腔损伤膀胱、肠道等脏器，甚至形成瘘管，还可能导致腹膜炎、发生内出血或外出血。放环之后的其他并发症有异常阴道出血，包括月经量多和不规则阴道出血，盆腔感染，宫内节育器异位或嵌顿入子宫肌层，腰酸腹坠等不适感。

80. 放环会造成子宫损伤吗？

放环造成子宫损伤的情况是很少见的。但是对于子宫过度屈曲、畸形子宫、产后哺乳期极软的子宫，或子宫位置检查错误、操作时动作粗暴等，都有可能造成子宫的损伤，主要是子宫穿孔。具有尖锐形态的节育器本身也会造成子宫的穿孔。通过选择合适的放置对象，术前仔细检查盆腔，了解子宫的正确位置，术中动作轻柔稳重，子宫损伤多数是可以避免的。

81. 上环时发生子宫穿孔怎么办？

一旦发生穿孔，医生将根据患者当时的具体情况进行处理。如果是探针造成的较小的穿孔，可保守治疗，严密观察。其他器械造成的较大的穿孔，则需要手术修补。

82. 节育器的异位是怎么回事？

通俗地说，节育器异位就是环的位置发生改变，可以是环穿过子宫壁而进入腹腔，也可能只是嵌入子宫肌层。根据节育器异位的程度，可分为粘连、嵌顿、部分穿孔及完全穿孔。

83. 节育器异位是怎样造成的？

放环时未按常规进行操作，子宫的形状异常（如畸形子宫、子宫发育不良），哺乳期或妊娠的子宫极其脆弱，子宫有炎症存在，以及

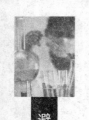

节育器的大小形状不合适或质量不合格等情况均可造成宫内节育器的异位。

84. 如何及时发现宫内节育器异位？

宫内节育器异位的发生并非少见，但由于患者往往没有明显的症状，有时也较难诊断，为了及时发现异位的发生，在放环之后要定期随诊。若检查时发现尾丝消失或延长，则需要进一步通过 X 线或 B 超检查明确节育器是否已经脱落，位置是否正常，若证实有宫内节育器存在而子宫探查取不出宫内节育器者，可以通过宫腔镜、腹腔镜观察或行 X 线下的定位碘油造影或 B 超，明确宫内节育器的异位情况。

85. 节育器异位后可发生什么不良后果？

节育器异位后可以出现腹痛、腰痛、下腹坠胀、不规则阴道出血、经期改变，还可以带环怀孕，甚至发生异位妊娠。如果节育器异位到周围脏器，可发生相应脏器损伤。

86. 发现节育器发生异位该怎么办？

一旦发现有节育器的异位，应采取相应措施取出宫内节育器，防止穿孔的发生以及由此造成的肠道等脏器的损伤。

87. 宫内节育器影响健康吗？

宫内节育器是放置在宫腔内的，只影响子宫局部，并不影响全身代谢，是安全的避孕措施，对健康没有影响。除非发生宫内节育器一系列的并发症，并较为严重时，才影响到身体健康，必要时需取出。

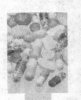

 88. 放环早期异常阴道出血是什么原因?

放环后异常阴道出血是宫内节育器取出的主要原因,一般多出现在放环后半年内,尤其以前三个月最为明显。导致出血的原因有感染、手术损伤或宫内节育器质量欠佳引起损伤,宫内节育器使子宫内膜受压损伤导致出血,宫内节育器刺激宫腔内纤维蛋白溶酶活性增加而容易出血等。

89. 放环早期阴道异常出血怎么办?

许多妇女在放环的早期会出现异常阴道出血,遇到这种情况不必紧张。如果症状不严重,可以用抗生素或止血药对症处理。只有在反复不规则出血或月经过多,保守治疗无效时才考虑更换或取出宫内节育器。

90. 放环后月经会紊乱吗?

放环早期往往会出现异常阴道出血,可以表现为月经紊乱,包括月经过频、月经量多、经期长,甚至经间期出血。这些异常多发生在上环的早期,大多数在三个月甚至半年后消失,少数人甚至可以持续更久。此后月经趋于正常,但可以与上环之前的月经情况有所不同。

91. 放环多年出现异常阴道出血正常吗?

一般来说,放环引起的异常阴道出血出现在上环的半年内,有人可以持续更久。如果月经恢复正常一段时间后又出现异常出血,则需首先排除其他疾病,如生殖器官疾病(子宫肌瘤、子宫内膜病变)和

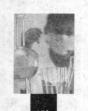
宫外孕等，在这种情况下，常常需要取环并做进一步检查。

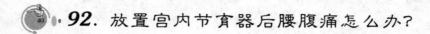

92. 放置宫内节育器后腰腹痛怎么办？

宫内节育器在宫腔内是外来的异物，会遭到人体的排斥，在上环的早期常有腰腹酸疼，待人体适应后这种情况会慢慢消失。只有在症状重、难以忍受、药物治疗效果差时，才可以考虑更换宫内节育器或取环。如果在腰腹疼痛的同时，伴有发热、白带异味等情况，则考虑有盆腔感染，需要积极治疗，以免感染扩散或转变成慢性。若治疗效果不好，必须取环。

93. 放环后会闭经吗？

一般情况下，放置宫内节育器会造成月经异常，以月经量增加、月经规律改变多见，出现闭经的情况很少见，多为含孕酮的宫内节育器引起。

94. 放环与盆腔炎有关吗？

经过20多年的实践表明，只要节育器放置技术符合操作规程，放置对象及放置时机的选择合适，不会增加盆腔感染的机会。节育器放置后发生感染包括子宫内膜炎、附件炎，严重的可导致盆腔脓肿。感染可以是由于放置时无菌操作不严格或尾丝导致自阴道的上行性感染，另外，有盆腔炎史的妇女炎症容易复发，一般发生在上环的前两周，所以，除了手术时要严格遵守无菌操作原则外，有盆腔炎史的妇女最好不要使用宫内节育器，上环后至少半个月内不要有性生活和盆浴，这样才能有效地减少上环后盆腔炎的发生。对于上环已经较久的妇女如果发生盆腔炎，则由环引起的可能性不大。

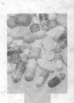

95. 放环后为什么要随诊？

上环后的随诊很重要。尤其在上环的早期，由于机体还没有适应环的存在，常常会发生环的脱落、异位，月经也会发生变化，大多数人月经量增多，经期腰酸腹疼及下坠感，有些人会诱发盆腔炎。所以要定期随诊，了解避孕器的位置是否合适，月经是否正常，有无更换或取出避孕器的必要。

96. 月经量多、痛经的女性可以放环吗？

月经量过多或严重痛经的妇女放置宫内节育器要慎重，因为大多数妇女放环后会导致月经量增多，痛经加重，所以经血过多的人最好不要采用放置宫内节育器的方法避孕。若采用，可考虑放置含孕激素的宫内节育器。

97. 有子宫肌瘤的女性可以放环吗？

子宫肌瘤根据其生长的部位可以分为浆膜下肌瘤、肌壁间肌瘤和黏膜下肌瘤，根据肌瘤的多少则可以分为单发和多发性子宫肌瘤。肌壁间肌瘤最为多见，其次是浆膜下和黏膜下肌瘤。肌瘤可以导致宫腔变形变大，月经量过多，上环后环容易发生移位或脱落，月经量也可能增多，所以一般来说，子宫肌瘤的患者不能上环。少数浆膜下肌瘤由于位于子宫的外壁，不影响宫腔的形态和大小，也没有月经异常的表现，可以考虑放环。

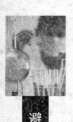

98. 子宫内膜异位症的女性可以放环吗?

子宫内膜异位症的原因至今没有统一的权威的说法。一般认为它是由经血倒流入腹腔引起的，或者是体腔上皮化生或免疫功能异常等因素造成的。其典型的临床症状是进行性加重的痛经，可以有月经的异常，所以有子宫内膜异位症的妇女放环要慎重，以免上环后症状加重。若采用，可考虑放置含孕激素的宫内节育器。

99. 带环后妊娠是怎么回事?

第二代宫内活性节育器将对95%以上带器的妇女提供有效的保护。但仍有少数妇女带环后发生妊娠。导致避孕失败的原因有避孕环的脱落、移位、子宫畸形及避孕环本身的性状。避孕环的脱落多发生在上环的第一年尤其是前三个月，如果没有及时发现避孕环的脱落则可能意外妊娠；即使环没有脱落，也有发生妊娠的情况，这是因为节育器发生了移位，降落到子宫下段，或环相对过小，铜的表面积不够，使受精卵在宫腔空隙受宫内节育器影响弱的地方着床；或双子宫没有发现，节育器只占一个宫腔，不能防止另一个宫腔发生妊娠；哺乳期子宫小时放了小号的避孕器，哺乳终止后子宫变大，节育器相对变小，从而发生妊娠。另外，宫内节育器能防止宫内妊娠，却不能预防宫外孕的发生，所以少数上环的妇女有可能妊娠。

100. 带环妊娠怎么办?

带环妊娠必须终止。这是因为含铜或孕激素的宫内节育器会对胚胎产生不良影响，导致50%的孕妇发生自然流产，即使胎儿存活下来，发生畸形的可能性也大大增加，所以，带环妊娠必须终止。

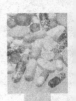

101. 带环妊娠后还适合再上环吗？

带环妊娠有各种原因，需区别对待。如果是由于子宫畸形如双子宫、子宫纵隔等原因导致的带器妊娠，或发生宫外孕，则不适合再次上环；如果可以通过改变节育器的大小和型号防止环脱落、下移，则可以考虑再次上环，因为宫内节育器毕竟是最安全、有效和经济的避孕方法之一。

102. 宫内节育器会增加宫外孕吗？

宫内节育器可以有效地避免宫内孕，但由于它的作用是局部的，所以并不能避免宫外孕的发生。由于宫内孕大大减少，宫外孕的比例则相对增加了。许多研究表明宫内节育器并不增加宫外孕率。例如，1989年，北京西城区对10840例育龄妇女进行宫内节育器使用调查，发现宫外孕发生率为0.91/1000妇女年，而未避孕者发生率为2.23/1000妇女年，所以宫内节育器是安全的。宫外孕与宫内节育器的种类有关，由于孕激素抑制了输卵管蠕动的频率和节奏，所以含孕酮的宫内节育器发生宫外孕的较多。有盆腔炎症者发生宫外孕的危险性增加6倍，这和宫内节育器本身无关。虽然宫内节育器不增加宫外孕的发生率，但使用宫内节育器的妇女一旦出现腹痛、停经、不规则阴道出血等症状，应警惕宫外孕的可能，需及时就诊。

103. 宫内节育器可以放置多少年？

不同种类宫内节育器的寿命是不一样的：第一代惰性宫内节育器可以长期放置直至绝经，第二代活性节育器则由于活性物质有限，寿命也有限。含铜宫内节育器随着时间的推移，铜逐渐被溶蚀，从而影

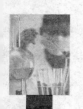

响避孕效果，为了防止铜丝的过早缺损和断裂，现在的含铜宫内节育器中，铜丝被铜套或铜丝中加银丝代替，使含铜宫内节育器的有效期得到延长，一般可以使用 5 年以上，甚至达到 15 年；释放孕激素等药物的宫内节育器，根据含孕激素的多少，有效期不同，有 1 年必须更换的，也有可以连续使用 5 年的。曼月乐可使用 5 年。所以上环时要问清楚上的是什么环，什么时候应该更换。

104. 宫内节育器影响以后妊娠吗？

宫内节育器的避孕作用是可逆的，一旦取出，它对子宫内膜的作用便随之消失，很快恢复受孕能力，所以宫内节育器不会影响以后的妊娠。

105. 取出宫内节育器后多久可以妊娠？

含铜宫内节育器取出后，一般需等 6 个月后再妊娠，这是为了充分消除宫内节育器对子宫内膜的影响，防止对胚胎产生不良影响。而惰性环和曼月乐取出后即可考虑妊娠，不用等这么久。

106. 什么情况下需要取出宫内节育器？

在下列情况下需要取出宫内节育器：宫内节育器放置的期限已满，要求生育或不需再使用宫内节育器避孕者，宫内节育器导致的各种副反应重，治疗无效者，发现有宫内节育器异位、嵌顿、感染等并发症者，绝经半年以上者，或需要更换其他方法避孕者。

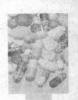

107. 为什么绝经后要取环？

绝经半年以上者，应该取环。因为绝经以后子宫发生萎缩，可以导致节育器的嵌顿，绝经过久再取环则增加了取环的难度。如果将来绝经许多年后发生阴道出血需要作刮宫时，仍然需要取出宫内节育器，而此时取环已十分困难。因此，尽管宫内节育器对绝经后妇女的健康没有影响，还是应该在适当的时候取出。

108. 取环有哪些并发症？

与放环一样，取环也可能发生一些损伤，取环的并发症包括：子宫穿孔、感染和出血。取环后出现少量阴道出血或者是血性白带，轻微的下腹不适，通常两三天自然消失，这是正常现象。但如果操作仔细小心，一般能够避免。由于有些人放环时间久导致环变形，或绝经时间久，或发生节育器异位，则增加了取环的难度，甚至可能取环失败。

109. 取环失败怎么办？

取环失败后不要紧张。如果没有必要马上取出，可以暂时观察；如果必须取出，则应请有经验的医生取出，或在 B 超的指引下取出；如果证实环嵌顿入子宫肌层，甚至穿出子宫，必要时经阴道或腹腔行取环手术。

110. 避孕药有几种？

避孕药是人工合成的类固醇激素类避孕药，它的成分为雌激素和

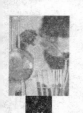

孕激素。其中，一类为雌孕激素合剂组成的复方避孕药，另一类为纯孕激素制剂组成的单方避孕药。雌激素有炔雌醇、炔雌醇甲醚、戊酸炔雌醇，孕激素有19-去甲睾酮类（炔诺酮、18-甲基炔诺酮、醋炔诺酮、高诺酮、地索高诺酮等）和17α-羟基孕酮类（甲孕酮、甲地孕酮、氯地孕酮、乙酸孕酮等）。根据用法，避孕药可以口服、注射、皮下埋植或放置在节育器或阴道环上等。根据使用特点，避孕药主要分为短效口服避孕药、长效口服避孕药、速效口服避孕药（即探亲避孕药）、长效注射避孕针、皮下缓释避孕药和外用避孕药。

111. 避孕药是如何起避孕作用的？

避孕药是由人工合成的雌孕激素组成的，其作用机制包括以下几个方面：卵巢排卵是受下丘脑-垂体-卵巢轴调节的，避孕药通过抑制下丘脑的促性腺激素释放激素，使脑垂体的促卵泡激素和促黄体素的分泌受抑制，继而使卵巢不发生排卵；孕激素使宫颈黏液黏度增加而量减少，不利于精子穿透；子宫内膜在孕激素的作用下，增殖被抑制，腺体发育不良，且提前发生类似分泌期变化，不适宜孕卵着床。综上所述，避孕药通过抑制排卵、改变宫颈黏液和子宫内膜条件达到避孕的目的。

112. 避孕药的安全性如何？

实践证明，避孕药对妇女有保护作用，它可以预防原发性痛经和乳腺良性疾病（如乳腺增生、乳腺纤维瘤），减少卵巢癌和子宫内膜癌的发生率。在机体代谢方面，约有一半人出现糖耐量减低，但并非糖尿病，因为胰岛素的分泌功能正常，避孕药对蛋白质和脂肪代谢的影响没有临床意义。由于我国雌激素的用量不高，血栓性疾病很少见。

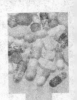

113. 什么人适合服用避孕药？

生育年龄妇女，无服用避孕药禁忌证时都可采用药物避孕，如新婚妇女、长期两地分居的妇女，或较长一段时间内无生育计划的妇女等。目前避孕药种类较多，有紧急避孕药、长效避孕针及皮下埋植避孕药等。一些宫内节育器避孕失败或经血量太多不适合用节育环的妇女都可找到适合自己的避孕药物。

114. 什么人慎用避孕药？

避孕药对下列妇女来说应该慎用，包括年龄超过 40 岁，有吸烟习惯的年龄超过 35 岁，癫痫，精神抑郁症，月经异常，哺乳期以及有轻度高血压者。由于药物能经乳汁分泌，对胎儿有一定影响，药物本身又可使乳量减少，使乳汁中蛋白脂肪的含量下降，所以哺乳期不宜服用避孕药。

115. 什么人禁用避孕药？

患有急性或慢性肝炎、肾炎、恶性肿瘤、心脏病、动静脉栓塞、乳房和生殖道肿物、内分泌疾病（如糖尿病需要胰岛素治疗）、血压高于 150/100 毫米汞柱的人不宜使用避孕药；对血栓性疾病、充血性心力衰竭、血液病、恶性高血压等病，避孕药将加重病情；而有些恶性肿瘤含有雌孕激素受体，避孕药中的激素将促进肿瘤的发展。所以，患有上述这些疾病的妇女不能使用避孕药。

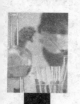

116. 什么是短效避孕药?

短效口服避孕药是由雌激素和孕激素组成的复方制剂。如果正确使用，短效避孕药的有效率高达96%以上。早期短效避孕药的激素含量较高，副作用大，为了减轻药物的副作用，先后对药物的剂量和配伍进行了三次改变，在不影响避孕效果的前提下尽量减少激素的用量，使得短效避孕药的副作用大大减轻。短效避孕药的剂型包括糖衣片、纸性片和滴丸。凡是无禁忌证的生育年龄健康妇女均可服用。

117. 优思明是什么?

优思明是一种新型的复方口服避孕药，成分为屈螺酮和炔雌醇，作为主要成分的屈螺酮是一种孕激素，为螺内酯的类似物，不仅可以更好地与激素受体结合，达到抑制激素活性的目的，还可以拮抗雄激素受体的活性，减少睾酮的生成。

118. 优思明有哪些优点?

优思明作为新一代孕激素口服避孕药，其抑制排卵作用很强，并且具有较好的抗雄激素的作用，可以减少面部痤疮、多毛。同时对子宫内膜癌具有一定的预防作用。可以调节月经，无明显的体重增加的副作用。

119. 短效避孕药有哪些副作用?

短效避孕药常见的副作用包括类早孕反应（头晕、嗜睡、乏力、恶心、呕吐等）、阴道不规则出血、月经变化、神经系统症状以及体重增加、皮肤色素沉着等。大多数副作用在服药一段时间后可以消失，有些副作用则在停药后逐渐消失。

120. 短效避孕药有哪些益处？

调节月经，使月经周期规则，减少月经量过多和贫血，改善痛经及经前紧张综合征；降低意外妊娠及宫外孕的发生；降低盆腔感染的发生；降低子宫内膜癌和卵巢癌的发生；降低良性乳腺病的发生；治疗妇科常见病如功能失调性子宫出血、多囊卵巢综合征、子宫内膜异位症等。尚有改善痤疮、多毛、脂溢性皮炎等作用。

121. 如何服用短效避孕药？

短效避孕药每个月需要连续服用 21 或 22 天（根据不同药物的包装），具体服药方法是：从月经的第 5 日开始服药，以后每日同一时间服药，连续服用 21 或 22 天后停药。一般停药 2~3 天后就会来月经，停药一周后开始下一周期的药。长期服用者每年应进行一次体检，服药年限以不超过 5 年为宜。

122. 流产后的妇女什么时候开始服用短效避孕药？

妊娠不足 28 周、胎儿体重不足 1000 克而终止者，称为流产。流产分为自然流产和人工流产。完全流产指妊娠物已全部排出，阴道流血逐渐停止，腹痛逐渐消失。妇科检查宫颈口已关闭，子宫接近正常大小。

无论是自然流产、人工流产还是药物流产，如果流产完全，7 天内可开始服用短效避孕药。

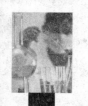

123. 产后未哺乳的妇女如何服用短效避孕药？

产后未哺乳的妇女最早可于分娩 3 周后开始服药，如果已经恢复月经，服用方法同月经规律妇女；如果尚未恢复月经，则需确定未受孕以后开始服用，同时在服药的第 1~7 天禁房事，或使用避孕套。

124. 如何停止服用短效避孕药？

停止服用短效避孕药的方法很简单。在服完一个完整的用药周期后，停止继续服药即可。

125. 什么是长效口服避孕药？

长效口服避孕药由人工合成的高效孕激素和长效雌激素配伍而成。长效雌激素（炔雌醚）可以储存在脂肪组织中，通过缓慢释放雌激素抑制下丘脑-垂体-卵巢轴的功能起到长效避孕的作用，孕激素则促使子宫内膜转化为分泌反应，然后脱落发生剥脱性出血，防止雌激素对内膜的长期刺激，对内膜起到保护的作用。服药一次可以避孕一个月，避孕有效率可达 96%~98%。

126. 如何服用长效口服避孕药？

目前常用的长效避孕药有复方 18-甲基炔诺酮月服片、复方炔雌醚月服片和复方次甲氯地孕酮月服片。服药方法为：首次在月经周期第 5 天服药，20 天后加服一片，以后每月服药一次；例如，当月 1 日来月经，则在 5 日第一次服药，25 日第二次服药，以后每月 25 日服

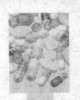

药。对于复方甲基炔诺酮减量药片，服药方法是：首次在月经第 5 天服第一片药，隔 5 天再加服一片，第一次服药时间是以后每月服药的日期；例如，当月 3 号来月经，则在 7 号第一次服药，12 号加服一片，以后每月 7 号服药。长效避孕药的服药年限一般以 2~3 年为宜。

127. 想停服长效口服避孕药而改服短效避孕药该怎么办？

改长效为短效口服避孕药的方法是：在月经的第 5 天开始服用短效避孕药，服法同短效避孕药的常规服法。

128. 想停服短效口服避孕药而改服长效避孕药该怎么办？

改短效为长效口服避孕药的方法是：在服完当月的短效口服避孕药后第一天，即开始服第一片长效口服避孕药，以后每月的这一天服药。

129. 如何停服长效口服避孕药？

长效口服避孕药如果突然停药，会在 2~3 个月内发生月经失调，这是因为体内还有雌激素的蓄积作用。为了避免不规则阴道出血的发生，需要服用短效避孕药 3 个月作为过渡。方法同长效改短效口服避孕药。

130. 长效口服避孕药的副作用有哪些？

由于都是雌孕激素制剂，长效口服避孕药的副作用和短效避孕药

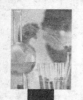

的副作用相似。长效口服避孕药的药量大，初服者会出现较明显的头晕、嗜睡、乏力、恶心、呕吐等类早孕反应，并有23%的患者出现白带增多。为了减轻这些反应，宜在午饭后服药，并可以在前三次服药时加服避孕药反应抑制片。

131. 服用长效口服避孕药期间出现闭经怎么办？

94%妇女在服用长效口服避孕药的3个月内月经恢复正常。少数人会发生停经，如果服药第一个月没来月经，则按期继续服用第二个周期的药，若第二个月仍不来月经，则需要排除是否有妊娠的可能，如果连续3个月没有来月经，排除了妊娠的情况，就需要停药。

132. 什么是探亲避孕药？

探亲避孕药是我国开拓的一种避孕药，它是由单方孕激素组成的效果较好的短效避孕药，见效快，服用时不受月经周期的限制，在月经周期的任何一天服用都可发挥避孕效果，有效率可达96%~98%。适用于两地分居的夫妇在短期探亲时使用，或新婚夫妇在结婚当日服用。由于探亲避孕药的避孕效果好、使用简便、对体内激素水平影响为短期干扰，其副作用能被接受，所以作为一种临时短期的避孕方法供广大妇女采用。

133. 如何服用探亲避孕药？

和其他口服避孕药不同的是，服用探亲避孕药不受月经周期的影响。不同探亲避孕药的服法不同，炔诺酮探亲避孕药的服法是在房事当晚以及以后的每晚均服用1片，若14天探亲未结束，则加服短效避孕药 7 天，停药后一般 7 天内月经来潮，经量基本不变；探亲避孕药片 I 号的服法是：探亲当日中午服用 1 片，晚上加服 1 片，此后每晚服 1 片直至探亲结束次晨加服 1 片；53 号探亲避孕药又名事后探亲避孕药，它的服法是：每次房事后立即服用 1 片，并在次晨加服 1 片，不需连续用药，但每月总量不能少于 12 片，如果未服满 12 片探亲已经结束，则需每日服 1 片直至服满 12 片为止。

134. 探亲避孕药可以长期服用吗？

探亲避孕药是为短期避孕而设计的，孕激素含量大，是短效避孕药所含孕激素含量的 2~10 倍，如果长期服用，会造成体内性激素水平不平衡，发生月经紊乱、不规则阴道出血等，还会对肝肾功能、脂肪代谢等产生不良影响，于健康不利，所以，探亲避孕药不可以长期服用，只能作为短期的临时避孕措施。

135. 服用避孕药会使人发胖吗？

很多人认为服用避孕药会导致发胖，其实这种想法并不完全对。由于服药后食欲亢进，避孕药有可能导致体重增加，但这种情况只发生在少数人，停药后一般能够恢复，所以不必过于担心。

136. 服用避孕药会使脸上起色斑吗？

部分服避孕药的妇女颜面部的皮肤会发生色素沉着，就好比妊娠期的色斑，停药后一般多能消失。

137. 服用避孕药会影响性欲吗？

在服药的早期，少数妇女有可能发生性欲减退，但这种情况往往不严重，不会影响正常的夫妻生活。存有这一思想顾虑的人应该放下包袱，因为精神因素倒有可能影响正常的性生活。

138. 服避孕药后阴道不规则出血怎么办？

如果服用避孕药期间发生阴道不规则出血，乃是因为雌激素不足以维持内膜的完整性，局部内膜发生坏死脱落引起的，称为突破性出血。如果漏服药，也会发生类似的情况。此时可以在继续服用避孕药的同时，增服雌激素类药物，连续服至该服药周期结束为止。如果出血多如月经量，则应该停药，待出血第 5 天开始服用下一周期的药。

139. 服避孕药后会发生抑郁吗？

因部分避孕药干扰色氨酸代谢，改变脑氨酸代谢，少数人在服药期间发生精神抑郁，应停药观察，严重者应进行治疗。

140. 服避孕药后头晕乏力、恶心呕吐怎么办？

服避孕药的早期，有些人会出现头晕、头痛、乏力、嗜睡、食欲不振甚至恶心呕吐，和妊娠早期的妊娠反应相似，所以又称为"类早孕反应"。如果症状轻，可以不加处理，待 1~3 个月后自然会减退消失；症状重的可以同时服维生素 B_6 10 毫克和山莨菪碱 10 毫克，每天 3 次，以减轻不适。

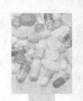

141. "漏服" 避孕药怎么办？

由于短效避孕药需天天服，常常会遗忘而漏服。一旦发现漏服，应立即补上，或在次晨服下一片避孕药时补服一片，一般不能超过24小时，否则需同时加用避孕套等其他避孕措施。由于避孕药的种类较多，各激素的成分和含量不同，可以参考避孕药的使用说明书。

142. 避孕药糖衣片受潮后为什么不能服用？

如果服用的避孕药是糖衣片，必须注意防潮和防止糖衣剥落，这是因为避孕药的有效成分就在糖衣上，如果药片受潮，糖衣剥落将影响药物的剂量，从而导致避孕失败，所以，避孕药糖衣片受潮后不能服用。

143. 避孕药对月经有影响吗？

服用避孕药一般来说会使月经规律，月经量减少。这是因为服药期间，药物抑制了机体自身的激素分泌，替代性地对子宫内膜发生作用，由于服药规律，因而月经也十分规律，月经量也不多。少数人会发生停经，这是由于药物对下丘脑-垂体轴抑制过度引起的，如果连续2~3个月闭经，需停止服药，酌情处理。

144. 停避孕药多久后才能妊娠？

短效口服避孕药的作用在停药之后很快便消失了，但为谨慎起见，一般建议在停药半年后再妊娠。长效避孕药停止服用需要先用短效避孕药过渡，然后再停药，同样，在停药半年之后再考虑妊娠比较安全。

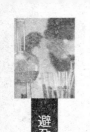

 145. 服避孕药期间发生的妊娠必须终止吗?

避孕药是由人工合成的雌孕激素组成的,对胚胎可能有不良影响,所以在服药期间发生的妊娠应该终止。

 146. 避孕药会增加肿瘤的发生率吗?

对于避孕药会不会增加肿瘤尤其是妇科肿瘤的发生率受到大家的关注。多年的研究表明:避孕药不增加乳腺癌、宫颈癌、子宫内膜癌、卵巢癌和肝癌的发生率。口服避孕药不仅与乳腺癌的发生无关,而且能预防良性乳腺瘤的发生,降低乳腺癌的发生率,并有预防子宫内膜癌和卵巢癌的作用。

147. 放环早期月经异常怎么办?

放环后有相当一部分妇女会出现月经过多、经期延长、周期缩短、分泌物增多、痛经,有人甚至出现不规则阴道出血。这是由于宫内节育器是人工置入的外来物,会与子宫内膜表面发生摩擦,环上所含的铜等物质改变了子宫局部的凝血机制,并加快前列腺素的合成与释放,从而增加出血量,刺激子宫收缩,导致放环后月经异常。遇到这些情况不要紧张,如果出血不是特别多,可以在医生的指导下观察三个月左右,使机体慢慢适应这一外来者,在这期间,大多数妇女的这些症状会逐渐减轻或消失。如果出血过多或症状难以接受,则应该就医,采取相应的措施以减轻症状,甚至可以考虑取出宫内节育器,改用其他方法避孕。

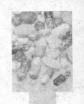

 148. 避孕失败可以补救吗？

只要在一定的时限之内，避孕失败是可以补救的。紧急避孕就是避孕失败后的一种临时补救办法。

149. 什么是紧急避孕？

紧急避孕是在无保护性性交发生后采取的一种临时性紧急方法，是一种补救措施。紧急避孕的目的是预防胚胎着床，不使妊娠继续发生。

150. 紧急避孕有几种方法？

目前可用于临床的紧急避孕方法包括以下几种。

（1）20 世纪 60 年代，人们多以单纯雌激素用于紧急避孕，己烯雌酚的剂量为每天 50 毫克，连服 5 天。雌激素用于紧急避孕的主要机制为抑制排卵，因此在排卵后使用效果不好。

（2）雌孕激素复方配伍，又称 Yuzpe 方案，是目前国外采用较普遍的紧急避孕方案，给药的剂量为炔雌醇 0.1 毫克和炔诺酮 1 毫克，服药 12 小时后，同样剂量再服 1 次。

（3）放置含铜宫内节育器（IUD）对于需要采取长效避孕措施的妇女，如经产妇需要控制生育间隔或已完成生育任务，在未保护的同房后，放置带铜宫内节育器是最好的一种选择。

（4）抗孕激素药，如米非司酮。大量的资料已证明在卵泡发育、排卵、诱发精子顶体反应、受精、受精卵运行、子宫内膜蜕膜化、着床和妊娠等一系列过程中孕酮都起着很重要作用，任何能干扰孕酮的合成、分泌或作用的物质都可用于紧急避孕。

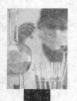

151. 如何评价紧急避孕的效果？

为保证成功的紧急避孕，应注意如下两点。

（1）紧急避孕药必须在性交后 72 小时内使用才有效，如已超过 72 小时但尚在无保护性交 5 天内，那么可放置宫内节育器。

（2）需要紧急避孕的妇女可以分为两类：一是不情愿的、意外地进行无保护性交的妇女，二是用于避孕套破裂或滑脱等避孕失败的妇女。在平时的教育和宣传中应让妇女对紧急避孕方法有所了解，同时还应教给妇女今后的避孕方法，使之坚持下去成为今后的避孕措施。

152. 紧急避孕药有哪些不良反应？

（1）恶心：一般持续不超过 24 小时。

（2）呕吐：如服药后 1 小时内发生呕吐，应补服一次。

（3）不规则阴道出血：部分服药妇女在用药后会有阴道不规则点滴出血，一般无需处理。

（4）月经改变：多数妇女月经能按期来潮，也有一部分妇女月经提前或延迟。如果月经延迟 1 周，应作尿（或血）妊娠试验。

（5）下腹疼痛。

（6）乳房胀痛、头痛、头晕、乏力等。这些症状一般不超过 24 小时。

153. 服用紧急避孕药后会影响月经吗？

服用单纯雌激素作为紧急避孕，对月经周期有一定的影响，周期延长者占 5%～12%，缩短者占 5%～10%，另外，有一半的妇女月经血量可能增加或减少。服用 Yuzpe 方案后下一次月经来潮的时间很可能提前（约占39%）或不变（51%），但也有7%的妇女会推迟。服用米非司酮后月经也可能推迟。

154. 紧急避孕药失败后的妊娠能继续吗？

根据目前国内外的资料，左炔诺孕酮类紧急避孕药物对胎儿发育没有直接的不利影响，紧急避孕失败后可以继续妊娠。

155. 把放环作为紧急避孕措施会增加感染机会吗？

放置带铜宫内节育器用为紧急避孕，其副反应并不多于在月经间期放置，不会增加感染的机会。唯一要注意的是除外性传播性疾病的潜在危险，有多个性伴侣的妇女不宜将放置宫内节育器作为首选的紧急避孕方法。

156. 可以把紧急避孕当成经常性的措施吗？

不能把紧急避孕当成经常性的措施。紧急避孕只是一种避孕失败后的临时补救措施，紧急避孕不能代替经常性避孕，如口服避孕药、宫内节育器等，这些避孕方法的有效率都在95%～99%。而紧急避孕的有效率平均为70%，所以在使用紧急避孕药转经后必须采用经常性避孕方法。

157. 什么是避孕针？

长效避孕针方便、有效，肌内注射1次可避孕1个月，有效率达98%。目前临床应用的长效避孕针主要有孕激素和雌、孕激素复合

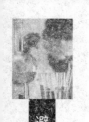

剂。单纯孕激素不含雌激素，乳母和婴儿无不良反应，可用于哺乳期避孕，因其无引起血栓栓塞及致癌的顾虑，所以受妇女欢迎。避孕针在国外应用较早，国内近年也开始应用。

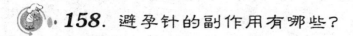

158. 避孕针的副作用有哪些？

避孕针的副作用主要为用药的前 3 个月可能发生月经周期不规则或经量多，可对症用止血药，也可用雌激素或短效避孕药调整。

159. 哪些人不适合用避孕针？

不适合用避孕针的人有：严重心血管疾病患者；急慢性肝炎或肾炎患者；血液病或血栓性疾病患者；内分泌疾病如糖尿病需用胰岛素控制者、甲状腺功能亢进者；恶性肿瘤、癌前期病变、子宫或乳房肿块患者；哺乳期者（单纯孕激素避孕针除外）；产后未满半年或月经未来潮者；月经频发或经量过多者。

160. 什么是醋酸甲孕酮长效避孕针？

醋酸甲孕酮长效避孕针是美国于 1958 年成功合成的一种长效避孕针，其成分为醋酸甲孕酮。1992 年 10 月被美国食品和药物管理局正式批准为避孕药物。目前已有 90 多个国家的 900 多万人使用这种药物避孕。

161. 哪些人适用醋酸甲孕酮长效避孕针？

任何身体健康的育龄妇女只要有避孕要求都可使用醋酸甲孕酮长效避孕针。醋酸甲孕酮长效避孕针也适合于哺乳期妇女，患子宫内膜异位症的妇女等。

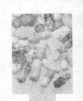

162. 哪些人禁用醋酸甲孕酮长效避孕针？

禁用醋酸甲孕酮长效避孕针的患者有：急慢性肝炎患者；肾炎患者；心脏病患者；有充血性心力衰竭史患者；严重高血压患者；严重糖尿病（需用胰岛素）患者；诊断不明的子宫出血患者；甲状腺功能亢进患者。

163. 停用醋酸甲孕酮长效避孕针后生育力能恢复吗？

停止使用醋酸甲孕酮长效避孕针后生育能力可以得到恢复。61%的妇女从最后一次注药到妊娠的时间是 4~31 个月（平均 10 个月），其中 68% 是 12 个月内妊娠，83% 是 15 个月内妊娠。因最后一次注药后药物作用仍维持 3 个月，实际 12 个月内恢复生育能力的为 83%。

164. 醋酸甲孕酮长效避孕针的优点是什么？

醋酸甲孕酮长效避孕针具有长效、安全的特点，再加上不影响哺乳期乳汁分泌和婴儿的营养和发育，不仅一般育龄妇女可以选用，对哺乳期妇女避孕也同样适用。由于其抑制了体内激素分泌导致闭经，从而具有治疗子宫内膜异位症的作用，对患有子宫内膜异位症又要求避孕的妇女尤其适合。

165. 醋酸甲孕酮长效避孕针的副作用有哪些？

月经改变是最常见的副反应。在给药后 1 个月内，不规则出血或

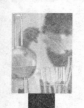

点滴出血持续 1 周以上。随着用药时间的延长，出血的频率和持续时间减少，有些妇女会逐渐闭经，用药 1 年闭经率达 50% 左右。

166. 醋酸甲孕酮长效避孕针会增加肿瘤的发生率吗？

安全性研究证明醋酸甲孕酮长效避孕针具有抗雌、雄激素样作用及抗促性腺激素作用，且对激素有关癌瘤具有对抗性，无致突变性及致癌性。

167. 什么是皮下埋植避孕剂？

将 18-甲基炔诺酮置于薄软硅胶管内，埋植于皮下，药物经膜孔缓慢恒量释放孕激素，在人体内产生避孕作用。将硅胶管于月经周期第 7 日内在上臂内侧作皮下扇形插入，可避孕 5 年，有效率为 99% 以上。副反应主要是不规则少量阴道流血，有时持续数月。

168. 皮下埋植避孕剂的成分是什么？

第一代皮下埋植避孕剂称为 Norplant Ⅰ，含 6 个硅胶管，每个含左旋 18-甲基炔诺酮（LNG）36 毫克，人体内平均释放率为 30 微克/24 小时。第 2 代称为 Norplant Ⅱ，只需 2 根硅胶棒，每根含 18-甲基炔诺酮 70 毫克。

169. 皮下埋植释放系统有什么特点？

皮下埋植释放系统是一种避孕药缓释系统，将避孕药（主要是孕激素）与具备缓慢释放性能的高分子化合物制成皮下埋植剂，在体内持续恒定地进行微量释放，起到长效避孕作用。

170. 什么人适合做皮下埋植？

40 岁以下需要长期避孕的妇女，只要身体健康，均可采用皮下埋植避孕法。尤其适合于使用节育环容易失败的妇女、不能按时服用避孕药的妇女以及对绝育手术有顾虑的妇女。

171. 什么人不适合做皮下埋植？

患有严重贫血、高血压病、频发性头痛、甲状腺功能亢进症、乳腺癌、糖尿病、子宫肌瘤、卵巢肿瘤、严重皮肤病、肝炎、肾炎等疾病，以及有宫外孕病史者、哺乳期妇女、体重大于 70 千克（公斤）或正在服用抗癫痫药、抗结核药物的妇女均不适合采用皮下埋植避孕法。

172. 埋植剂是如何放置的？

月经周期第 7 日内在上臂内侧作一小切口，将皮下埋植剂扇形插入。术中用局部麻醉药，没有痛苦。将皮下埋植剂在上臂内侧作皮下扇形插入，可避孕 5 年，有效率为 99% 以上。

173. 什么时候要取出皮下埋植？

埋入一组硅胶管可避孕 5 年，到时将其取出，如需要继续采用此法避孕，可重新埋入一组硅胶管；如准备生育者，在计划妊娠前半年将硅胶管取出，在此期间可采用避孕套、外用避孕药避孕。

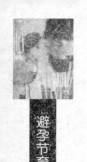

174. 皮下埋植释放系统的副反应大吗?

皮下埋植释放系统的药物反应小,这种避孕药中只有孕激素,不含雌激素,所以副作用较口服避孕药小。副反应主要是不规则少量阴道流血,有时连续数月。另外,凡能引起肝酶活跃的药物如苯巴比妥、利福平等为禁忌,因其能降低血药水平而影响避孕效果。

175. 皮下埋植会造成阴道不规则出血吗?

约有20%的妇女在使用初期出现经期不准、经期延长和月经血量增多等月经失调现象,个别妇女还有闭经,上述这些现象多数在半年后可逐渐好转。

176. 什么是阴道环?

阴道避孕环是近几年发展起来的一种新型阴道避孕工具。它是由医用硅橡胶制成的圆环形,环内放入甲地孕酮、炔诺酮或18-甲基炔诺酮等孕激素,也有少数环内加入雌激素。阴道避孕环按含药种类、释放量及环内留置的时间,可分为以下3类。

(1) 释放大量孕激素,间断使用的阴道避孕环。

(2) 释放大量雌激素、孕激素,间断使用的阴道避孕环。

(3) 释放小量孕激素,连续使用的阴道避孕环。

177. 阴道环脱落怎么办?

若脱落,应立即用清水洗净后再放入阴道内。不能用酒精等有机溶剂擦洗或浸泡,以免药物失去避孕效果。阴道环脱落次数过多,如一周内有 5~6 次脱落的情况，则不宜使用。

 178. 什么人不适合使用阴道环？

（1）产后 6 周内哺乳者。

（2）妊娠或可疑妊娠。

（3）重度高血压或未控制的轻、中度高血压。

（4）不明原因阴道出血。

（5）乳腺癌患者。

（6）阴道壁过度松弛、膨出、子宫脱垂者。

（7）反复发生生殖道感染或泌尿道感染者。

（8）习惯性便秘。

（9）从事重体力劳动或其他可能导致阴道环脱落的工作。

179. 怎样使用阴道环？

月经第 5 天放入。国产硅胶环可连续放入 1 年。含雌孕激素复合制剂的环需周期性放置，放置 3 周后取出 1 周，再重新放入。

180. 什么是宫颈帽？

阴道隔膜俗称宫颈帽，是由女方掌握的避孕工具，为圆帽状乳胶制品（参见 61 问）。使用时利用阴道隔膜盖住宫颈口，阴道内精子不能进入宫腔，从而达到避孕目的。患子宫脱垂、膀胱或直肠膨出、急性阴道炎、重度宫颈糜烂时不宜使用。

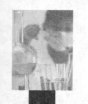

181. 什么是杀精避孕药?

这是一种外用避孕药,目前常用的是以壬苯醇醚为主,聚乙烯醇为水溶性成膜材料制成,由阴道给药,以杀死精子达到避孕目的。

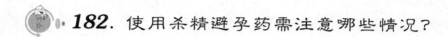

182. 使用杀精避孕药需注意哪些情况?

(1)每次性交都要坚持使用。

(2)根据药物的不同,放入阴道后起效的时间不同,需等待药物起效后(一般5~10分钟)再性交。如果放药后半小时未性交,性交前需要再次放药。

(3)胶冻、泡沫剂放入后无需等待起效时间可立即性交,防止药液流出。

(4)近绝经期妇女阴道分泌物减少,片剂或栓剂不易溶解,应避免选用。

(5)部分使用者可能有过敏反应或刺激性,可予抗过敏处理并停药即可。

183. 避孕膜是什么?

避孕膜是一种外用避孕药,其主要成分为烷基苯氧聚醇醚。避孕药膜与阴道分泌物相溶后变成酸性液体,具有杀死精子的作用。该药膜使用方便、安全可靠,副作用少,最适合不宜使用口服避孕药及节育环的妇女使用。

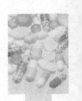

184. 新婚时如何避孕？

新婚夫妇要求作短期避孕的，可采用避孕套避孕。新婚夫妇要求避孕时间较长的，可服短效避孕药。如果想生育，应在停药半年后再妊娠，以免影响胎儿生长发育。新婚期间也可服用探亲避孕药，但这只是一种临时性避孕措施，一般只使用 2～3 周，以后根据情况再改用其他避孕措施。

185. 未生育子女前如何避孕？

未生育子女前可选用避孕套、阴道隔膜等屏障避孕法，也可选用短效口服避孕药。如需避孕多年再生育，也可选用宫内节育器避孕。当准备生育时，应至少停用口服避孕药物半年。

186. 生育子女后如何避孕？

现阶段提倡一对夫妇生育一个孩子，当年轻的夫妇已经生了一个或两个孩子以后，还有漫长的生育期需要避孕。对于已经生了两个以上孩子的夫妇，最理想的避孕措施是做绝育手术。生育一个孩子的妇女首选节育环避孕。对于 40 岁以下不吸烟的妇女，只要身体健康，没有禁忌证，均可使用短效或长效避孕药。其他避孕方法，如避孕套、子宫帽、外用避孕药物均可使用。

187. 子宫畸形的患者如何避孕？

子宫畸形不宜放置宫内节育器，可选用避孕套、口服避孕药、长效避孕针、杀精子剂等避孕方法，另外也可选择输卵管绝育术作为长

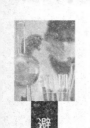

期避孕措施。

 188. 子宫肌瘤时如何避孕?

子宫肌瘤患者不宜用口服避孕药、长效避孕针及放置宫内节育器,可选择避孕套、阴道隔膜、杀精子剂等避孕方法,也可选择输卵管绝育术。

 189. 月经不调患者如何避孕?

月经不调、月经过多者可以口服短效避孕药。既可以避孕,又可以调整月经周期、减少经量。也可选择放置释放孕激素的宫内节育器,如曼月乐。相反,月经过少或闭经者,不宜服用避孕药,可以放置含铜宫内节育器或使用其他外用避孕药具。月经不调者,不易掌握排卵期,不宜使用安全期避孕。

 190. 葡萄胎患者如何避孕?

关于葡萄胎后避孕的方法及其安全性是有着不同意见的。许多葡萄胎患者是初孕妇,有些合并有不孕史,因此应该特别慎重,不要再因避孕而损害这些患者的生殖功能。因为曾有报道避孕片及宫内节育器有损于以后的生殖功能,尽管其损害程度是很小的。葡萄胎刮宫后立刻放置宫内节育器也可能会增加子宫穿孔的危险。因此,目前建议严格使用避孕套为最佳选择。

 191. 高血脂患者如何避孕?

不宜选用避孕药,因避孕药对脂代谢有影响,可增加血栓形成的危险性。可以使用工具避孕、放置宫内节育器。

 192. 有肝肾疾病的患者如何避孕？

不宜使用避孕药，因为避孕药通过肝肾代谢、解毒和排泄。宜使用避孕套、阴道隔膜、外用避孕药等。当肝肾功能不正常时，避孕药会加重肝脏负担，促使病情恶化，同时由于凝血酶原减少，凝血功能障碍，因而容易引起出血。避孕药对胆囊疾病有轻微影响，用药可能使胆囊疾病恶化。不主张放置宫内节育器，因大多数宫内节育器易引起月经过多。不宜采用绝育术，因手术和麻醉可能对肝肾功能有影响。

 193. 糖尿病患者如何避孕？

以工具避孕或自然避孕为宜。避孕药影响葡萄糖耐量，因此有糖尿病家族史、潜在糖尿病或糖尿病患者不宜使用。糖尿病易引起感染，应慎用宫内节育器。

 194. 精神性疾病患者如何避孕？

精神病发病期不宜生育，若无禁忌证，可选择宫内节育器、皮下埋植剂、长效避孕针或绝育术等。由于精神病患者多不能坚持避孕，而且服用的镇静药如苯妥英钠、卡马西平、巴比妥酸盐、扑米酮等可降低避孕药效果，故不宜使用短效口服避孕药或工具避孕。

 195. 肺结核患者如何避孕？

患肺结核的妇女需长期服用抗结核药物，如利福平、异烟肼等。

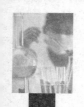

这些药物会减弱避孕药的药效，故不宜服用避孕药，可以外用避孕工具或放置宫内节育器。肺结核活动期不宜妊娠。

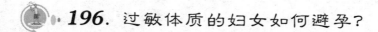

196. 过敏体质的妇女如何避孕？

过敏体质妇女选用避孕方法会受到一定限制，如避孕药膜、膏、栓、片等，易引起阴道黏膜过敏、阴道分泌物增加，甚至引起炎症。个别人使用避孕套也会发生过敏。可试用避孕药、宫内节育器，若都有过敏反应，可根据情况及有无生育要求采用自然避孕法或绝育手术。

197. 生产后如何避孕？

产后妇女只要恢复了性生活，就应采取避孕措施。在产后42天内，生殖器官还没有完全恢复正常，这段时间不应进行性生活，否则容易患妇科病。避孕药会影响乳汁分泌，还会通过乳汁进入婴儿体内，不利于哺乳儿的生长发育，故在断奶前不宜使用避孕药。产后妇女可采用节育环避孕，一般在产后3个月以后放置。外用避孕药具，如避孕套、阴道隔膜及外用避孕药等均可使用。

198. 围绝经期妇女如何避孕？

在这个时期避孕选择的原则与生育后期基本一致，原则上不再重新放置宫内节育器，以选用外用避孕措施为主，如阴道甲硅环、避孕套、阴道杀精剂。

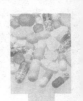

 199. 绝经后还要避孕多久？

妇女进入更年期，卵巢功能开始衰退，表现为月经周期不规则、月经量减少以及生育能力降低。但是更年期卵巢还能排卵，此时只要有性生活，仍有妊娠的可能。更年期妇女在绝经前不能放弃避孕措施，要一直坚持到完全绝经为止。

 200. 什么是绝育术？

输卵管绝育术是通过切断、结扎、电凝、钳夹、环套输卵管或用药物粘堵、栓堵输卵管管腔，使精子与卵细胞不能相遇而达到绝育目的。

 201. 腹式输卵管绝育术适合于哪些人？

腹式输卵管绝育术（腹扎）的适应证有：①自愿接受绝育手术且无禁忌证者；②患者患有严重全身疾病不宜生育者，可行治疗性绝育术。但遇有下列情况者，应暂缓手术：①腹部皮肤感染或患急、慢性盆腔炎者；②患严重的神经症者；③24 小时内两次体温在 37.5℃ 或以上者。

 202. 什么时候可以做"腹扎"？

非孕妇女绝育时间最好选择在月经干净后 3~4 日。人工流产或分娩后宜在 48 小时内施行手术。哺乳期或闭经妇女则应排除早孕后再行绝育术。

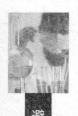

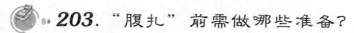

203. "腹扎"前需做哪些准备?

（1）解除受术者思想顾虑，做好解释和咨询工作。

（2）详细询问病史，进行全身体格检查及妇科检查，检验血常规、出凝血时间、肝功能及白带常规。

（3）选择合适的手术时机。

（4）按妇科腹部手术前常规准备。

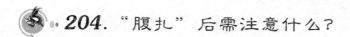

204. "腹扎"后需注意什么?

绝育手术后不要一直躺在床上，要早日下地活动，这样可以促进血液循环和早日恢复肠蠕动，有利于切口愈合和避免腹胀，防止肠粘连。手术后前3天内以半流质饮食为主，多吃含纤维素较多的食物，以避免手术后腹胀、便秘和其他不适。保持切口处敷料及其周围皮肤干净。手术后1个月内避免性交。

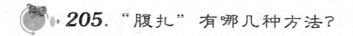

205. "腹扎"有哪几种方法?

腹式输卵管绝育术有：①输卵管结扎术，这是目前我国应用最早最广泛的一种女性绝育手术。手术时在下腹部做一个2~3厘米长的小切口，通过切口在子宫两侧找到输卵管并切除一小段，然后将两个断端结扎即可；②输卵管硅胶塞绝育术，这种绝育方法是通过腹部切口将一种特殊的硅橡胶塞安放在输卵管内，以阻塞输卵管。

206. 经阴道输卵管绝育术的特点是什么?

该手术经阴道穹隆进入盆腔，进行双侧输卵管结扎手术，具有对肠道干扰小、术后恢复快、无体表瘢痕等优点。

207. 什么是经腹腔镜输卵管绝育术？

腹腔镜是一种带有光源的医疗仪器，通过腹腔镜可以直接观察到腹腔内脏器。手术时在脐下切一小口，将腹腔镜插入腹腔内，找到输卵管后对其进行各种手术。通过腹腔镜绝育手术有电灼、硅橡胶环套及金属夹子钳夹法等方法来阻塞输卵管。

208. 经腹腔镜输卵管绝育术有哪几种方法？

在腹腔镜直视下可以将弹簧夹或硅胶环钳夹或环套于输卵管峡部，以阻断输卵管通道。还可采用双极电凝烧灼输卵管峡部 $1\sim2$ 厘米长。有学者统计大宗病例比较各种方法的绝育失败率，以电凝术最低，为 0.19%，硅胶环为 0.33%，弹簧夹高达 2.71%。但机械性绝育术与电凝术相比，因毁损组织很少，可能提供最高的复孕概率。

209. 哪些人不适合做腹腔镜绝育术？

经腹腔镜输卵管绝育术的禁忌证主要为腹腔粘连、心肺功能不全、膈疝等，其他禁忌证和经腹输卵管结扎手术相同（见 201 问）。

210. 腹腔镜绝育术后需注意什么？

腹腔镜绝育术后卧床数小时，即可下地活动。术后应观察有无体温升高、腹痛、腹腔内出血或脏器损伤的征象。

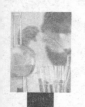

211. 什么是经宫腔堵塞输卵管绝育术？

这种绝育手术是在阴道内操作，手术时将一根金属导管放到宫腔内输卵管开口处，再通过金属导管内的塑料管，把栓堵剂注入输卵管内，所用的栓堵剂迅速凝固为栓子，将输卵管阻塞不通，达到绝育的目的。

212. 输卵管绝育术后还会妊娠吗？

女性绝育手术后有极少数人仍会妊娠，原因主要有以下几点。

（1）输卵管的再生能力很强，有时已被切断的两端又重新愈合再通。

（2）输卵管结扎过紧，结扎线将输卵管管壁割断，使输卵管与子宫和腹腔重新相通。

（3）有少数妇女在做绝育手术前已经妊娠，而在手术时未发现。

（4）手术操作失误，没有真正结扎好双侧输卵管。

因此可知，在绝育手术前月经一向规律的妇女，一旦发生闭经应及时到医院检查是否有妊娠可能。

213. 输卵管绝育术会损伤周围组织吗？

脏器损伤，如膀胱、肠管等损伤，是输卵管绝育术的并发症之一。一般不易发生，多因解剖关系辨认不清或操作粗暴所致。

214. 输卵管绝育术后腹痛怎么办？

输卵管绝育术后 24 小时内，由于手术创伤及输卵管局部血运循环障碍，可能会有一定程度的腹痛。但不会伴有高热及腹肌紧张。如果腹痛持续不缓解并伴有其他异常症状与体征，则应及时诊治，以免延误病情。

215. 输卵管绝育术后还能再通吗？

有些妇女在做了绝育手术后，孩子却被意外事故或疾病夺去了生命或由于其他原因需要恢复生育能力。如遇到这种情况，可以做输卵管复通手术，即输卵管吻合术。输卵管吻合术就是通过腹部切口，找到两侧输卵管的断端，把结扎部位的瘢痕切除，然后将它的两个断端吻合起来。这样，输卵管恢复通畅，精子和卵子可以相遇受精。

216. 女性绝育后会变成男性吗？

女性的第二性征受卵巢分泌的雌激素影响，而与输卵管毫无关系。女性绝育手术只是将输卵管切断或阻塞，不损伤其他组织，手术后卵巢照常排卵和产生雌激素，所以绝育手术后女性第二性征不会改变，也不影响女性的性欲和性功能。

217. 避孕对月经周期有影响吗？

避孕对月经周期一般没有影响，正确使用口服避孕药还可能使月经规律；避孕套、阴道隔膜、杀精子剂以及输卵管绝育术不会影响正常月经；宫内放置节育器可能会使经期延长，经量增多；而使用长效避孕针则可能出现月经不规律甚至闭经。

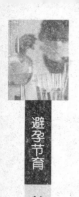

三

节　育

218. 什么是人工流产？

人工流产是指用手术的方法终止妊娠，也就是"人工"终止妊娠。手术方式包括负压吸引术和钳刮术等。负压吸引术就是用一根中空的吸管进到宫腔，通过负压将子宫内的胚胎组织吸出来，而钳刮术是用卵圆钳将子宫内大块的胚胎组织夹出来。在妊娠14周以前可以行人工流产术。

219. 什么是疗病性人工流产？

如果因为孕妇健康状况差不宜继续妊娠或胎儿宫内死亡、畸形等原因而作的人工流产称为"疗病性人工流产"。比如孕妇有严重的心脏病，心功能很差；癫痫治疗期间；B超提示胎儿畸形等情况下都要用人工的方法终止妊娠。

220. 什么是先兆流产？

一般情况下我们所说的"流产"也称为"自然流产"，其发生的原因很复杂。先兆流产就是指有自然流产的一些征兆，有轻度下腹痛、阴道少量出血，但没有阴道大量流水或掉出肉样组织，妇科检查宫颈口没有开，这种情况下，如果B超提示胚胎生长良好，则可以保胎。主要治疗方法是卧床休息，也可以服用一些维生素类药物，同时要仔细观察阴道排出物的性状，将排出物给医生检查，必要时送病理。如症状缓解，则可以继续妊娠。如果腹痛等症状继续加重，则可能发展为"难免流产"。

221. 什么是难免流产？

在先兆流产的基础上，如果腹痛加重，阴道流血增加，大量流水或排出大团的白色或粉色肉样组织则为"难免流产"，妇科检查宫颈口已开大。这种情况下需急诊刮宫，并将刮出物送病理。如不及时处理，会发生大出血等并发症，严重时会危及患者生命。

222. 什么是过期流产？

如果胚胎或胎儿在子宫内死亡超过两个月还没有自然排出来，就称为"过期流产"。一般情况下，胚胎或胎儿死亡后早孕反应消失，子宫不再继续长大。B超对诊断有重要的参考价值。确诊后，需及时清宫。但由于死亡的胚胎或胎儿会释放出一些物质入血，影响母亲的凝血系统，手术过程中这些物质更会在短时间内大量入血，进而发展成为严重的"弥散性血管内凝血（DIC）"，所以术前需要检查血常规（包括血红蛋白、血小板、白细胞及分类等）、血型、Rh因子及其他凝血机制的检查，检查结果正常时住院做清宫手术并且将清宫物送病理。如检查结果异常需治疗后再手术。术后观察一般情况良好即可出院。

223. 什么是习惯性流产？

如果连续发生三次或三次以上的自然流产称为"习惯性流产"。

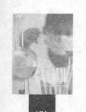

许多患者的流产多发生在相同的月份。其临床经过与一般的自然流产相同。发生在妊娠早期的自然流产大多与胚胎的染色体异常有关，夫妇需做染色体检查。孕周较大时发生的自然流产，尤其是先有破水，然后子宫收缩、胎儿排出的流产可能与"宫颈功能不全"也就是子宫颈过度松弛有关。但也有一些习惯性流产的原因不清。习惯性流产的患者来就医时，一定要将每一次的流产经过向医生讲清楚，带全其他医院的病历和检查结果，这些对于医生尽早地诊断和处理非常有帮助。再次妊娠时，在以前发生习惯性流产的孕周要十分当心。

224. "胚胎停育"是怎么回事？

妊娠三个月之内，胚胎停止发育也就是胚胎死亡称为"胚胎停育"。多数患者没有症状，是在例行的产科检查时做 B 超发现的。有些患者有腹痛、阴道出血等先兆流产的症状，B 超发现胚胎已经死亡。有时只做一次 B 超尚不能确诊时，可先保胎，一周后再重复做 B 超。确诊为胚胎停育应及早清宫。有胚胎停育史的夫妇再次妊娠前最好到医院做详细的检查。目前胚胎停育的原因不完全清楚，可能与孕期服药，接触有毒的化学物质如居室装修时所用的毒性挥发性气体的材料等有一定的关系。

225. 妊娠多少周可以做人工流产？

妊娠 14 周以内均可做人工流产。早做比晚做更安全。妊娠 8~10 周以内可以做电吸人流术，10~14 周因胚胎或胎儿比较大，可以做钳刮术，如孕周再大，就要做中期引产术了。

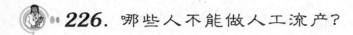

226. 哪些人不能做人工流产？

以下几种情况不能做人工流产：①各种疾病的急性期或严重的全身性疾病，需治疗好转后住院手术；②生殖器官的急性炎症；③妊娠剧吐酸中毒尚未纠正；④术前相隔 4 小时 2 次测体温在 37.5℃者。

227. 人工流产前需注意什么？

月经过期后，已婚妇女首先应检查尿人绒毛膜促性腺激素，如果为阳性，则可初步确认为妊娠。如果不宜继续妊娠，需到医院就诊。就诊时有以下几个步骤。

（1）向医生详细叙述病史，尤其是妊娠及分娩、流产史。如果有妇科疾病（子宫肌瘤、子宫畸形、子宫损伤等）也应一并叙述。

（2）医生检查盆腔，了解子宫大小、位置、软硬度和双附件情况及阴道是否有炎症。有时需结合盆腔 B 超以确定是否为宫内孕。如果没有人工流产手术禁忌证，则可以安排手术。

（3）如妊娠 10 周以内，检查血尿常规。如妊娠 10~14 周，还需检查血型和 Rh 因子。如果没有手术禁忌证，家属签"手术同意书"后即可以安排手术时间。

（4）术前 3 天勿同房，术前 1 天洗澡，好好休息。手术当天不要吃早饭，带上卫生巾，由家属陪同来医院等待手术。

228. 人工流产后需注意什么？

（1）人工流产一般不需住院，术后观察 1~2 小时即可由家属陪同回家。

（2）术后两周内有少量出血为正常现象。如果出血超过月经量或

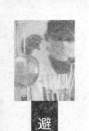
腹痛、发热等，应及时就诊。

（3）术后全休两周，不要因术后无不适而不休息，以免影响身体健康。

（4）术后一个月禁止性生活、盆浴及游泳，注意外阴清洁，以免发生感染。

（5）术后第一次月经干净后到门诊复查。

（6）如暂时不要孩子，要采取有效避孕措施，夫妇应互相配合，切不要怕麻烦而存有侥幸心理。

229. 人工流产会有生命危险吗？

在我国，计划生育是国策，计划生育手术者都是持证上岗而且每年考核，计划生育手术有规范化管理，可以保证手术质量。但由于人工流产手术是一种不可视性手术，全凭术者的经验和手感操作，加之每个患者孕周、子宫的位置和形状不同，有些还有解剖异常，所以会发生一些并发症，其中可危及生命的主要有子宫穿孔、出血、宫颈裂伤和羊水栓塞。这些并发症发生的概率虽然很低，但一旦发生就很危险。孕周比较大的人流发生并发症的概率更大。

230. 人工流产痛苦吗？

人工流产时，医生需要将吸管进入子宫腔吸出妊娠的组织。一般情况下，妇女的宫颈管是紧闭的，需要用一种称为"扩宫器"的器械来逐渐扩张宫颈，此时患者会感到强烈的不适，经常有一种强烈的牵拉感，放射到小腹和后腰附近，难以忍受。当吸管进入子宫腔吸刮时，患者也会感到腹痛。手术中患者感到不适时，可以采用深呼吸来缓解，也可以用手轻压小腹。但一定注意不能动，因为手术过程中，宫腔内有器械在操作，如患者猛地抬起腹部、转动身体，甚至猛地坐起，器械会穿透子宫壁，造成严重事故。为了减少人工流产手术的痛苦，医生应用局部或全身麻醉，效果很好，需要做人工流产术的妇女就不用害怕了。

231. 什么是全麻人工流产？

目前，在一些有条件的医院，为了减轻人工流产妇女手术中的痛苦，由有经验的麻醉师施用全身麻醉，多采用异丙酚。术前除一般的人工流产前的检查外，还需要做肝肾功能、心电图检查及照胸片。当医生准备手术时，将异丙酚由静脉推入，很快患者就失去知觉，手术过程中完全没有不适。手术结束时，麻醉师停止推药。患者很快就会自己醒来，观察大约 30 分钟后，就可以回家了。

232. 早早孕人工流产有什么特点？

早早孕人工流产指在停经 40 天之内行人工流产术。手术步骤与一般人工流产相同。它的优点是手术时间短、痛苦较少、出血较少。但由于此时胚胎很小，有时吸管不能吸到或只吸到一部分，因此，早早孕人工流产"漏吸"和"吸宫不全"发生率略高。

233. 什么是"绒毛"？

精子和卵子结合后，由输卵管进入到子宫腔内着床发育。胚胎的滋养层细胞迅速分裂增生形成"绒毛"。肉眼看为细小的白色组织，大团的绒毛看上去似白白的羊羔毛。人工流产时绒毛多碎为几块，药物流产时，一般可见到一团完整的白色绒毛。

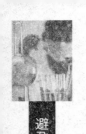

234. 人工流产时未见绒毛怎么办?

人工流产后一定要检查刮出物中是否有绒毛,只有见到绒毛,才证明是宫内孕。如果仔细检查所有刮出物中没有绒毛,需将所有刮出物送病理检查,如果病理报告未见绒毛,要考虑以下情况。

(1)宫外孕:宫外孕就是胚胎没有在子宫腔内生长,而是种植在子宫外面,最常见的是种植在输卵管内,也可在宫角、卵巢或腹腔。宫外孕是非常危险的,如果没有早期诊断,胚胎会逐渐长大,随之发生破裂大出血,如不及时抢救,患者会很快因出血休克而死亡。

(2)漏吸:在早早孕人工流产时,由于胚胎很小,吸管未吸到,检查刮出物中没有绒毛。有些妇女子宫畸形,如双子宫、双角子宫或子宫纵隔子宫过度屈曲等,吸管未吸到胚胎,检查刮出物中也没有绒毛。这种情况下,胚胎仍留在宫腔内。

因此,人工流产时如果未见绒毛,需引起高度重视。患者必须留院观察,等待病理结果,并做B超检查。B超如果提示子宫腔内还有胎囊,则漏吸的可能性大;如果提示子宫腔内没有胎囊,则宫外孕的可能性大,需及时处理。

235. 什么是人工流产综合反应?

有些妇女在人工流产术中或术后出现心动过缓或心律失常,同时血压下降、面色苍白、出汗、头晕、胸闷,甚至昏厥、抽搐等一系列反应称为"人工流产综合反应"。人工流产综合反应的发生主要与手术中刺激了阴道、宫颈的自主神经有关。人工流产综合反应的程度有很大的个体差异。妇女的精神紧张、对手术的惧怕心理可加重反应。为了减轻或避免人工流产综合反应,除了采用局部麻醉减轻手术痛苦外,医生还要对患者耐心解释,减轻其心理负担。精神特别紧张的妇女，以全麻人工流产为宜。

236. 什么是子宫穿孔？

子宫穿孔就是在行人工流产或其他宫腔操作时，器械由宫腔内穿出子宫肌壁进入腹腔。

237. 什么时候容易发生子宫穿孔？

与子宫穿孔有关的原因有以下方面。

（1）子宫肌壁：①子宫肌壁太薄，多见于人工流产次数太多的妇女，由于多次吸刮，子宫肌壁比较薄弱，再次人工流产时容易穿孔；②子宫肌壁太软，多见于生产一年以内、哺乳期及妊娠周数大的妇女，由于子宫肌壁很软，医生手术时器械触到肌壁的感觉非常不明显，容易穿孔；③子宫肌壁瘢痕，剖宫产术后一年、子宫肌瘤剔除术后（特别是肌瘤剔除术时进宫腔者）的妇女，由于子宫肌壁有瘢痕，瘢痕处比较薄弱，手术时容易穿孔。

（2）子宫形状：①单、双角子宫，双子宫，子宫纵隔等畸形时，由于宫腔形状特殊，容易穿孔，如果术前不了解子宫畸形，更容易穿孔；②子宫肌瘤时，宫腔会很不规则，容易穿孔。

（3）子宫位置：子宫位置为中位或略前倾、后倾时，器械进入宫腔比较容易，操作会比较顺利。当子宫位置特别前屈或后屈时，由于宫腔弯曲度太大，器械很难进入，如再合并子宫肌壁或形状的异常，则很容易穿孔。

（4）操作：医生操作时要小心、谨慎。当手术比较困难时，最好在 B 超监视下进行手术。

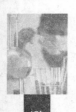

238. 子宫穿孔有哪些严重的后果?

子宫穿孔的严重程度与造成子宫穿孔的器械的粗细及穿孔的位置有关。当穿孔很小,没有穿到子宫大血管时,一般问题不大。当穿孔大,穿到子宫大血管时就会发生腹腔内出血,但只要及时发现,可通过腹腔镜或开腹手术修补子宫破口,不会对以后生育造成影响。

239. 子宫穿孔后怎么办?

当发现子宫穿孔时,首先停止手术。测血压、脉搏,观察患者是否有腹腔内出血的征象,做B超观察腹腔内是否有出血,同时给予子宫收缩剂、止血药等。如患者一般情况好,住院观察几天即可出院。如患者有腹腔内出血的征象,可急诊行腹腔镜检查,发现子宫破口应及时修补,住院观察几天也可出院。

240. 什么是人工流产不全?

当行人工流产时,只吸出部分胚胎组织,尚有部分留在宫腔内,如再次清宫见到残存的绒毛,则称为"人工流产不全"。残留的部分胚胎组织影响子宫收缩,使阴道出血淋漓不止;当残留的组织脱落时又会引起大出血,需及时处理。

241. 宫颈粘连是怎么回事?

做人工流产时损伤了子宫颈管内膜,使子宫颈管粘连,多见于多次人工流产的患者。由于子宫颈管粘连,月经血不能流出,患者会有腹痛。临床多见人工流产后的妇女,月经不来或很少,腹痛剧烈,几天后自行缓解，以后每月发生腹痛。医生用探针探查宫腔时，有咖啡色血流出，腹痛很快缓解，据此可以诊断宫颈粘连。可通过放置带尾丝的避孕环来治疗宫颈粘连。

 242. 人工流产后多少天阴道出血停止？

一般情况下，人工流产术后阴道出血可持续 14 天，阴道出血量应少于月经量。

 243. 人工流产后阴道淋漓出血怎么办？

人工流产后阴道出血如果超过 14 天，并且淋漓不断，应及时到医院就诊。一般情况下，人工流产术后阴道出血可持续 14 天，阴道出血量应少于月经量。当阴道出血淋漓不断时，常见的原因可能有以下几种情况。

（1）子宫腔内妊娠组织残留：在行人工流产时，妊娠组织未全部吸刮干净，有绒毛或蜕膜组织残留，子宫收缩不好，所以阴道出血淋漓不断。患者可以做 B 超检查，取血查 β 亚基 - 人绒毛膜促性腺激素。如果 B 超提示宫腔内有残留物，血 β 亚基 - 人绒毛膜促性腺激素高，则高度怀疑子宫腔内妊娠组织残留。阴道出血多时，可以再做一次清宫，并将刮出组织送病理。阴道出血如果很少，可以先服一些促进子宫收缩的药物，尽可能使残留组织自行排出，无效时，可以再做一次清宫，并将刮出组织送病理。

（2）子宫内膜炎：人工流产后，由于子宫内膜感染，子宫收缩不好，阴道出血淋漓不断。人工流产后子宫内膜感染的原因主要有：术前生殖道炎症如阴道炎等未彻底治愈；全身性感染性疾病如肺炎等未控制好；术后未充分休息；过早同房等。B 超检查宫腔内没有残留物，血 β 亚基 - 人绒毛膜促性腺激素正常，但患者血常规检查白细胞

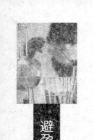

总数或分类计数增高，有时还有小腹痛。这种情况下，可以给予抗生素治疗，并积极治疗原发病。

（3）人工流产同时放环：有些随诊不方便的患者要求人工流产同时放环，以免除往返奔波。目前常用的"T"形环，放置后会有阴道淋漓出血。如果B超检查及血β亚基-人绒毛膜促性腺激素等检查均正常除外人流不全，可暂时观察。

（4）滋养细胞疾病：也就是常说的"绒癌"。大部分滋养细胞疾病发生在流产、早产或足月产后。继发于人工流产后的滋养细胞疾病比较少见。常见的症状就是阴道淋漓出血，血β亚基-人绒毛膜促性腺激素增高，盆腔B超有异常发现。目前，治疗方法主要是化疗，效果比较好。

无论以上哪种情况都应及时到医院就诊，否则有阴道大出血的危险。如果是滋养细胞疾病，延误治疗时机，会严重影响预后。

244. 人工流产后腹痛怎么办？

人工流产后腹痛可能有以下几个原因。

（1）炎症：人工流产后如果发生子宫内膜炎、盆腔炎甚至腹膜炎都会造成腹痛，需及时就诊。要避免人工流产后炎症的发生，术前一定要严格遵守手术适应证和禁忌证，术中严格遵守无菌原则，术后注意休息，一个月不同房，不游泳、不盆浴等。治疗主要用抗生素辅助以理疗、中药等。要坚持治疗，以免成为慢性盆腔炎，影响以后的生育。

（2）子宫收缩：人工流产后子宫收缩会感到腹痛，妊娠月份大的人工流产后，子宫收缩痛会更明显，可应用止痛剂。子宫肌瘤的患者，人工流产后子宫收缩痛一般比较重，可能与子宫肌瘤变性有关，可给予止痛剂和抗生素。

（3）手术损伤：人工流产术中如果发生了子宫穿孔又没有及时发

现和处理，术后发生感染，并发子宫内膜炎、盆腔炎甚至腹膜炎就会造成腹痛。此时需及时就诊，并带全手术资料，以备检查和治疗参考。

245. 人工流产后多少天月经恢复？

一般人工流产后一个月左右月经恢复。人工流产使妊娠终止，子宫蜕膜脱落，维持妊娠的卵巢黄体开始萎缩，子宫内膜进入下一个增殖周期，大约30天，月经来潮。

246. 人工流产后月经紊乱怎么办？

人工流产后有些妇女月经不正常，表现为月经血多、周期紊乱、闭经等。这些可能与人工流产人为地终止了妊娠过程，打乱了下丘脑-垂体-卵巢轴系统有关，此系统对于调节妇女的月经周期非常重要。月经紊乱需及时就诊，针对原因采用孕酮撤退或人工周期治疗。

247. 人工流产后还有早孕反应怎么办？

早孕反应与妊娠时人绒毛膜促性腺激素水平高有关。人工流产人为地终止了妊娠过程，血人绒毛膜促性腺激素水平逐渐减低，早孕反应会慢慢消失。如果人工流产后还有早孕反应，而且没有减轻的迹象，多考虑漏吸或人工流产不全，应及时就诊。盆腔B超和血人绒毛膜促性腺激素测定有助于诊断。确诊后，先给予抗生素治疗，然后再次清宫。如胎囊位于特殊位置，难以吸到，可在B超引导下再次手术。

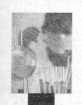

248. 人工流产后多久可以再次妊娠？

人工流产通过器械吸刮的方法终止妊娠，对子宫内膜有一定损害，术后需逐渐修复。为了保证再次妊娠时子宫内膜可提供给胚胎充分的营养，最好在术后半年至一年后妊娠。

249. 人工流产与不孕症有关系吗？

女性不孕有以下原因：月经紊乱、不排卵、输卵管不通、宫颈及子宫内膜损伤等。人工流产以后部分患者月经紊乱，但一般能恢复；如人工流产后继发盆腔炎，会造成输卵管不通；如多次人流，子宫内膜基底层损伤太重，甚至有些患者会发生"子宫性闭经"导致不孕；如人流时宫颈裂伤，造成宫颈功能不全，以后妊娠时容易流产。因此，人工流产引起的许多并发症都可造成不孕。

250. 人工流产与盆腔炎有关系吗？

人工流产后，有些患者可能发生子宫内膜感染，即子宫内膜炎，表现为子宫收缩不好，阴道出血淋漓不断。人工流产后子宫内膜感染的原因主要有：术前生殖道炎症如阴道炎等未彻底治愈；全身性感染性疾病如肺炎等未控制好；术后未充分休息；过早同房等。如子宫腔内的感染未得到及时有效的治疗，就会通过输卵管蔓延到盆腔，甚至到整个腹腔，导致盆腔炎或腹膜炎。常见的表现为严重腹痛、发热，病情加重时，会有感染性休克。治疗方法主要是大剂量抗菌药物的应用并辅之以支持疗法。

251. RU486 是什么？

1982 年法国罗素-优克福公司的研究者首先合成一种抗孕激素的类固醇激素，即米非司酮（Mifepristone），代号为 RU486，用于抗早孕。1992 年两种国产米非司酮正式投产。

252. 什么是药物终止早孕？

目前临床应用米非司酮（RU486）和米索前列醇配伍使用，使妊娠终止，妊娠组织排出。完全流产率可达 90%~95%。

253. 药物终止早孕的优点是什么？

药物终止早孕的优点主要有以下方面。

（1）使用方便：绝大多数妇女不必手术即可终止妊娠，避免了手术可能引起的一系列问题，如手术痛苦、人工流产综合反应、宫颈和子宫的损伤、宫腔和宫颈粘连、术后感染和子宫内膜异位症的发生。

（2）药物终止早孕尤其适合于吸宫手术有困难或吸宫手术有高度危险的对象，如有生殖道畸形、瘢痕子宫、子宫极度前屈或后屈、宫颈不易暴露、因疾病不能膀胱截石位的妇女。

（3）痛苦少，损伤轻，一般无严重不良反应，有益于保护妇女劳动力，大部分妇女可以坚持上班。

（4）隐私性好。

254. 药物终止早孕的缺点是什么？

（1）由于药物终止早孕的完全流产率为 90%~95%，也就是说仍

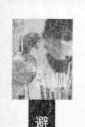

有 5%～10% 对象仍需手术刮宫。而人工流产完全流产率达 99.6%。

（2）部分妇女药物流产后，子宫出血时间较人工流产手术要长，为 15～18 天。出血量比人工流产多，个别妇女可发生阴道大出血需急诊抢救。

（3）随访次数较多，常规需在流产后 2 周及 6 周后各随访一次。注意观察有无宫腔残留继发感染、贫血等并发症，有异常情况则需增加随访次数。

255. 什么样的妇女可以做药物流产？

符合以下条件的妇女可考虑药物流产。

（1）年龄在 20～39 岁。

（2）身体健康。

（3）妊娠前 3 个月月经规律。

（4）停经天数 ≤49 天，最好在 45 天之内。停经天数的计算是从末次月经来潮的第一天开始至服用 RU486 日止。

（5）经医师检查确诊为宫内妊娠（俗称宫内孕）并同意按期随诊，B 超证实为宫内妊娠。

256. 药物流产前必须做哪些准备？

（1）要求做药物流产的妇女，一定要到医院就诊，医生应向妇女讲清服药方法、疗效及可能出现的副反应，由妇女自愿选择。

（2）医生要询问病史并做体检和妇科检查，注意子宫大小是否与停经月份相符，进行初步的筛查。

（3）实验室检查：血常规、血型、阴道清洁度、滴虫、霉菌、妊娠试验。

（4）必要时做肝功能、血人绒毛膜促性腺激素测定。

（5）B超诊断，进一步排除宫外孕，确定胎囊大小及妊娠天数。

257. 哪些人禁用药物流产？

患有严重的心血管、呼吸、消化、肝肾、血液、内分泌、泌尿生殖系统或神经系统疾病或有上述病史者禁用药物流产。具体禁忌证如下。

（1）使用米非司酮禁忌证者：如与内分泌有关的肿瘤、糖尿病及其他内分泌疾患、肝功能异常者。

（2）使用前列腺素禁忌证者：如心脏病、青光眼、胃肠功能紊乱、贫血、高血压、哮喘及血栓病史者等。

（3）过敏体质者。

（4）妊娠剧吐者。

（5）带环妊娠者。

（6）怀疑宫外孕者。

（7）吸烟超过 10 支/天或嗜酒者。

（8）距离医疗单位较远，不能及时就诊随访者。

258. 如何服用药物流产的药物？

符合药物流产的适应证，没有禁忌证的妇女，在医生的指导下用药。具体服药方法如下。

（1）米非司酮可带回家中服用，有两种方法：顿服法，用药第一天服用米非司酮 150 毫克，服药前后 2 小时不吃饭；分次服法，用药第一、二天早晨服用米非司酮 50 毫克，12 小时后再服用米非司酮 25 毫克，服药前后 2 小时不吃饭。

（2）服用米索前列醇的方法：用药第三天早晨，一定要到医院来，在医生指导下空腹口服米索前列醇 0.6 毫克，并留院观察，有不

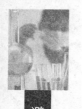
适随时向医生汇报。服药前后 2 小时不吃饭、不喝水。

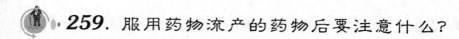

259. 服用药物流产的药物后要注意什么？

（1）有些患者服用米非司酮后会有一些胃部不适，如恶心、呕吐等。到医院服用米索前列醇后由于子宫收缩会有腹痛，这是米索前列醇的正常作用，有些患者会有一些副反应如浑身发冷、寒战、起皮疹等，大多会自行消失。

（2）医生严密观察血压、脉搏、腹泻、腹痛、出血和有无胎囊（绒毛）排出及其他副反应。

（3）患者每次如厕时应注意保留阴道排出物，并及时送医生检查，以免忽略了胎囊（绒毛）排出。

（4）胎囊排出后，由医生认真检查出血情况，及时处理。

（5）出血过多或时间过长（21 天以上）应随时就诊。

（6）发生腹痛或发热等意外情况，应看急诊。

（7）用药两周后到用药医院随诊。

260. 如何评价药物流产的效果？

药物流产最终可以有以下 3 种结果。

（1）完全流产：用药 8 天内自行排出完整胎囊或虽然未见明显胎囊排出，但经 B 超检查未见胎囊且尿人绒毛膜促性腺激素阴性，子宫恢复正常大小，未经刮宫出血自行停止者。

（2）不全流产：用药后胎囊自然排出，在随诊过程中因出血过多或时间过长而行清宫术者。

（3）失败：用药后 8 天未见完整胎囊排出，子宫大小不变或继续长大，或血人绒毛膜促性腺激素水平上升或下降不明显，经 B 超检查仍有胎囊，最终采用人工流产术终止妊娠者。

目前，药物流产的完全流产率为 90%~95%；不全流产率为 0.7%~3.0%；失败率为 1.7%~2.0%，即药物流产后需清宫的比率为 5%~10%。

261. 药物流产的副作用是什么？

米非司酮的副作用较少，但早孕反应明显或有慢性胃炎的孕妇服用米非司酮后胃部反应加重，可出现恶心等不适。

前列腺素可引起胃肠道反应，如恶心、呕吐、腹泻。前列腺素 F 族可使血压上升，前列腺素 E 族可使血压下降，但因使用剂量小，对血压影响小。前列腺素 E1 族引起末梢血管扩张可致发热或手掌发痒。

米非司酮与前列腺素合用的常见副反应为子宫疼痛和胃肠道症状，如恶心、呕吐、腹泻，据报道发生率占使用者的 15%~50%，多发生在使用前列腺素后的 24 小时内。

262. 药物流产的并发症是什么？

米非司酮与前列腺素合用的罕见但严重的并发症为大量出血和心脏合并症，如心肌梗死、心律失常。法国分析了 1 万例药物流产患者，0.8%需刮宫止血，0.1%因大量出血而需输血，与手术流产的输血比率相似；继续妊娠和胚胎排出不全的发生率分别为 1.1% 和 2.7%。自 1988 年米非司酮在法国获准使用以来，已有 3 名接受米非司酮/前列腺素流产的妇女发生心肌梗死，其中 1 名死亡（31 岁，第 13 次妊娠）。这 3 例均吸烟，其中 2 人年龄>35 岁，认为如此严重的并发症可能与硫前列酮有关。鉴于这些心脏合并症，世界各地均将药物流产年龄控制在 35 岁以下，并将每日吸烟超过 10 支列为禁忌证。国内已应用数万例，尚未发现心血管并发症。

关于米非司酮对身体健康的长期影响尚不明确。一些研究已证明米非司酮可通过胎盘，不过，使用米非司酮失败后出生的少数婴儿并无出生缺陷。曾有两份关于应用米非司酮后手术取出的胎儿有不同畸形的报道，但畸形是否与使用米非司酮有关尚不清楚。

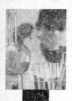 263. 药物流产时胎囊未排出就必须清宫吗？

服米索前列醇7小时后，如胎囊未排出，患者可以回家观察。阴道出血多于月经量需随时就诊。用药第8天，胎囊未排出，应到用药医院检查，重点了解出血和胎囊排出情况。根据临床症状及B超检查证实流产失败者，必须行人工流产手术（即清宫术）。

264. 药物流产后阴道出血多少天就必须清宫？

（1）在服用米非司酮或米索前列醇期间，阴道出血量多于月经量需随时清宫。

（2）用药第15天，胎囊已排出的妇女，如阴道出血量多于月经量应到用药医院检查，经B超检查及血人绒毛膜促性腺激素检查诊断为不全流产者，应该酌情清宫，并送病理检查。

（3）用药第21天，如阴道出血未干净，尽管有时出血很少，也要考虑为流产不全，需行清宫术。

265. 药流和人流哪个对生育的影响大？

手术流产有器械操作过程，如宫颈扩张、宫腔内负压吸引和搔刮，可能损伤宫颈或子宫内膜，还可能引起输卵管堵塞，以至于影响以后生育；而药物流产虽无损伤，痛苦小，但是药流后出血时间较长，可能继发上行感染，也可能影响以后生育。近年来有报道药物流

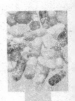

产与手术流产后的妊娠结局是相似的，包括自然流产、宫外孕、早产和低体重儿的发生。

266. 什么是钳刮术？

钳刮术就是采用钳夹与电吸相结合的方法将妊娠的胎儿及胚胎组织清除。妊娠 12~14 周以内终止妊娠时均可采用。钳刮术的手术难度及危险性均较早期电吸人流术大，发生并发症的概率也大。为了保证手术顺利进行，要做到以下三点：①钳刮术前要做好各项检查；②术前充分扩张宫颈；③术中操作要轻柔、迅速。其中充分扩张宫颈是至关重要的。由于此时胎儿比较大，要顺利地通过宫颈，才能减少出血等一系列并发症。目前一般是，医生要将一根 18 号的无菌橡皮导尿管放置在宫颈管内，使宫颈缓慢扩张，此操作也称"宫腔插管术"。

267. 钳刮术是怎么做的？

首先在钳刮术前 12 小时左右扩张宫颈，一般在手术前一日的下午在宫颈管内放置无菌橡皮导尿管，次日早晨手术。术前消毒宫颈时将无菌橡皮导尿管取出，用宫颈钳固定宫颈，测量宫腔长度，然后用宫颈扩张器逐号扩张宫颈，一般扩至 9~12 号。由于已作了宫颈准备，宫口一般都比较松。用卵圆钳伸入宫腔将羊膜囊拉破，流出羊水。待羊水流尽后，再用卵圆钳伸入宫腔，试探胚胎着床部位并在此轻轻夹住胎体或胎盘，慢慢转动，轻轻向外牵拉。台下助手核对胎体和胎盘是否完整。胎体和胎盘基本完整后，用刮匙将宫腔搔刮一周，在用探针复测宫腔缩小情况。如患者阴道出血不多，血压平稳，即可结束手术，患者回病室休息。

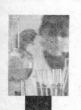

268. 钳刮术前必须做哪些检查？

钳刮术前需请妇产科医生做专科检查，还需检查肝功能、乙型肝炎病毒表面抗原（俗称澳抗）、血型、Rh 因子等。必要时还需检查心电图、胸片等。妇产科专科检查包括：显微镜下检查阴道分泌物中是否有滴虫或霉菌感染，阴道拭子培养，检查子宫大小并注意是否有子宫肌瘤、卵巢囊肿等病变。有些月经周期不准的妇女，做 B 超检查测量胎儿的大小及估计孕周也很必要。

269. 为什么钳刮术前必须查血型？

钳刮术时，有时由于胎儿比较大或患者有凝血问题时出血量会比较多，需输血抢救，所以必须查血型。

当胚胎停育，也就是胚胎在宫腔内死亡时，需要做钳刮术。但当胚胎死亡一定的时间后，会释放出一些组织因子干扰孕妇的凝血系统，使孕妇的凝血异常，有些患者在术前就可以检查出来，如血小板计数低等，医生会采取一些措施以防止术中出血。有些患者在术前没有异常表现，但当手术开始时，外界干扰会激活这些组织因子，使孕妇在术中发生大出血，严重时甚至发生弥散性血管内凝血，危及生命。当需要输血抢救时，血型就非常重要了。

270. 什么是胎儿的双顶径？

双顶径是 B 超学的一个测量值，表示胎儿头颅的大小。正常情况下，随着胎儿月份的增加，双顶径是逐渐增加的，因此，通过测量胎儿的双顶径可以了解胎儿的生长发育状况。

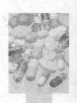

271. 宫腔插管后要注意什么?

宫腔插管后有些患者可能发生出血、宫缩及感染等情况。因此,宫腔插管术后应注意有无腹痛及阴道出血、流水等情况,还要注意测量体温。如发生以上情况,要卧床不动并立即报告医生,采取紧急措施结束妊娠。

272. 钳刮术中有哪些危险?

除了人工流产术的危险外,一般情况下出血量比电吸人工流产术多,同时因为妊娠月份大,子宫非常软,子宫穿孔等损伤的发生概率也比较大。

273. 钳刮术后应注意什么?

钳刮术结束后,患者回病室休息,医护人员需观察患者一般情况,包括体温、脉搏、呼吸及血压等,并注意阴道出血量及腹痛等。如一般情况好,次日患者可以出院。

出院后,患者最好能休息14天。其间需注意以下问题。

(1)阴道出血量和持续时间:一般术后出血10天左右,不超过14天,出血量比较少,或与平时月经量相似。

(2)阴道分泌物是否有异味:如阴道分泌物有腥臭味,并伴有腹痛、发热等,提示可能有感染。

(3)阴道内如掉出肉样组织,不要丢掉,一定要送到医院请医生检查并送病理。

(4)注意个人卫生,一个月不要同房。发现异常及时就医。

(5)按期返诊,请医生检查子宫恢复等情况。

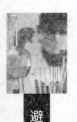

274. 什么是疗病性中期引产术？

在妊娠中期为了治疗疾病而行的终止妊娠手术称作疗病性中期引产术。如孕妇有合并症，包括严重的心肾疾病、急性传染病等不适宜继续妊娠时，或产前检查发现胎儿畸形，如无脑儿、脊柱裂，需要及时终止妊娠。

275. 中期引产有哪几种方法？

目前，常用的中期引产方法有药物性引产、水囊引产和剖宫取胎术（小型剖宫术）。药物性引产方法有利凡诺或黄芫花羊膜腔内注射引产、前列腺素引产、RU486 配伍米索前列醇引产等。水囊和药物都可刺激子宫收缩，使胎儿分娩。

276. 中期引产术有哪些禁忌证？

孕 14~26 周，因各种疾病需终止妊娠者可行中期引产手术。但在以下情况时不能行引产术。

（1）24 小时内测量体温 2 次在 37.5℃以上者。

（2）各种疾病的急性期。

（3）严重的高血压及心脏病、血液病及贫血等。

（4）子宫有手术瘢痕者需慎重，引产过程中要严密观察。

（5）有阴道炎者需经治疗后方能引产。

（6）妊娠期反复阴道出血者不宜水囊引产。

（7）患青光眼、高血压、支气管哮喘等不宜行前列腺素引产。

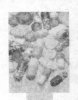

277. 中期引产有哪些风险？

中期妊娠引产可能发生出血、损伤（子宫穿孔、子宫破裂、宫颈裂伤、阴道撕裂）、感染和羊水栓塞。

278. 中期引产前必须做哪些检查？

中期引产术前需请妇产科医生做专科检查并做阴道拭子培养，还需检查肝功能、乙型肝炎病毒表面抗原、血型、Rh 因子、B 超、心电图、胸片等。如孕妇合并内外科疾病，还需请专科医师会诊，协助完成引产手术。

279. 中期引产前必须做 B 型超声检查吗？

中期引产前做 B 型超声检查可以了解胎儿大小、胎盘位置、羊水量多少等。在放置水囊或行羊膜腔穿刺时可避免损伤。如在 B 超监测下行羊膜腔穿刺，可准确确定进针位置及方向，减少损伤。

280. 为什么中期引产前必须做阴道拭子培养？

中期引产术需经阴道操作，胎儿经阴道分娩，产后绝大部分患者还需清宫，因此，阴道的清洁度非常重要。如患者有阴道感染，极易扩散到宫腔，进而形成盆腔炎，严重时甚至发展成腹膜炎，危及患者生命。因此中期引产前必须做阴道拭子培养，没有致病菌方可行引产术。

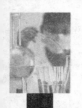

281. 中期引产术后要清宫吗?

胎盘娩出后,医生常规检查胎盘、胎膜是否完整,发现不全时需行清宫术。当采用利凡诺或黄芫花引产时,胎盘容易与子宫粘连,绝大部分患者需清宫。

282. 什么时候需做小型剖宫术?

当患者需行中期引产术但不宜应用其他方法时,可行小型剖宫术。

283. 小型剖宫术对以后生产有影响吗?

小型剖宫术以后妊娠晚期需警惕子宫瘢痕破裂。如小型剖宫术采用古典式纵切口则较子宫下段横切口的危险性更大一些。

284. 什么是宫外孕?

宫外孕是指受精卵种植在子宫腔以外部位的妊娠,又叫异位妊娠。宫外孕发生的部位有输卵管、卵巢、腹腔、阔韧带、子宫颈及残角子宫等,最常见的部位为输卵管,占90%以上。

285. 宫外孕时最大的危险是什么?

宫外孕最大的危险是妊娠囊破裂,发生腹腔内出血,严重时出现失血性休克以致死亡。

286. 哪些因素与宫外孕有关？

宫内节育器的使用、盆腔感染史、腹部手术史、人工流产、中期妊娠引产、性传播疾病、输卵管绝育术、吸烟等均可与宫外孕的发生相关。

287. 怀疑宫外孕时为什么首先要清宫？

宫外孕的临床表现如停经、腹痛、阴道流血等与早期宫内妊娠流产相似，不易区分，尤其当停经时间短，B超还不能探及宫内妊娠囊时很难诊断宫外孕。因此借助清宫，根据刮出物有无绒毛，可协助确定有否宫内妊娠。如病理报告未见绒毛，则宫外孕的可能性极大。

288. 宫内宫外同时妊娠可能吗？

可能，但较罕见，发生率为 1：15000～1：30000。

289. 宫外孕时必须开腹手术吗？

不一定。当满足以下条件：①无明显腹痛；②宫外孕包块最大直径<5.0厘米；③血β亚基－人绒毛膜促性腺激素<6000毫单位/毫升（mIU/ml）；④患者生命体征平稳，无活跃性腹腔内出血；⑤无严重肝肾疾患或凝血机制障碍时，可采用药物治疗。

290. 宫外孕手术时必须切除一侧输卵管吗？

不一定。对年龄小于35岁，无健康子女，要求保留生育功能并

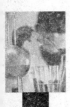

且患者内出血不急剧，休克已纠正，病情稳定，输卵管无明显炎症、粘连和大范围损伤者，可不必切除输卵管而行保守性手术如输卵管造口引流术、切开术、伞端挤出术等。

291. 宫外孕腹腔镜手术的优点是什么？

（1）腹部一般只需 3 个 0.5~1 厘米的皮肤切口，创伤小，愈合后几乎不易察觉。

（2）恢复快，住院时间短，手术后 24 小时即可出院。

（3）可最大限度地减少粘连的形成，有利于生育功能的保存。

292. MTX 是什么？

MTX 又叫甲氨蝶呤，是一种化疗药物，它除了可以抗肿瘤细胞代谢外，还可作用于滋养细胞，抑制它们的生长发育，促使妊娠产物的吸收。自 1965 年起甲氨蝶呤逐渐用于宫外孕的治疗，取得了良好的效果。

293. 治疗宫外孕时如何用甲氨蝶呤？

治疗宫外孕时甲氨蝶呤采用单次肌内注射，用量要根据患者的身高、体重所计算出的体表面积来决定，一般为 50 毫克/米^2。近年发现，甲氨蝶呤肌内注射的同时，口服米非司酮 400 毫克，可增加药物治疗的成功率。

294. 甲氨蝶呤有什么副作用？

甲氨蝶呤是一种化疗药，其常见的副作用有恶心、呕吐、口腔溃疡等消化道反应以及肝肾功能损害、骨髓抑制、药物性皮疹、脱发等。上述副反应出现概率为 20%～30%，多为轻度，少数为中度，停药后常可自行恢复。

295. 应用甲氨蝶呤后要观察什么？

要观察患者的自觉症状、生命体征、有无活跃内出血等征象。用药后最初几日内 1/3～1/2 的患者腹痛加剧，这可能与药物作用使胚胎坏死、溶解、剥离，刺激腹膜有关。另一个重要的观察指标即血 β 亚基-人绒毛膜促性腺激素水平，应隔日测一次，直至正常。

296. HCG 是什么？

HCG 又叫人绒毛膜促性腺激素，是受精卵着床后由绒毛滋养层的合体细胞分泌的。受精第 7～8 天即受精卵着床后便可在孕妇血清中测出人绒毛膜促性腺激素的存在。血人绒毛膜促性腺激素的动态变化对诊断和鉴别宫内或宫外孕以及判断宫外孕的治疗效果等方面有重要价值。

297. 为什么应用甲氨蝶呤后要监测人绒毛膜促性腺激素的变化？

人绒毛膜促性腺激素的动态变化对判断药物治疗的效果及指导治疗十分重要。一般用药后最初几日人绒毛膜促性腺激素可能有所升高，这是因为滋养细胞被杀死，释放出大量人绒毛膜促性腺激素入血所致，但若用药后 7 日人绒毛膜促性腺激素继续升高或下降<15%，则应给予第二次药物肌注。

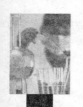

298. 应用甲氨蝶呤后宫外孕包块还会破裂吗?

甲氨蝶呤治疗宫外孕的成功率为90%,一部分患者对药物不敏感,滋养细胞不能被甲氨蝶呤所杀死,胚胎仍存活,因此仍有可能会发生破裂。另外,个别患者人绒毛膜促性腺激素减少到很低剂量时也仍可能发生宫外孕破裂。

299. 宫外孕保守手术后输卵管还会通畅吗?

宫外孕保守手术对输卵管的创伤较小,较易恢复输卵管的生理功能,因此术后输卵管一般会通畅,但若患者术前即有输卵管和盆腔的炎症、粘连,则术后输卵管有可能不通。

300. 什么是瘢痕妊娠?

瘢痕妊娠是指妊娠囊着床于前次剖宫产瘢痕处,是一种非常罕见的宫外孕,可发生不规则子宫出血及子宫破裂。

301. 瘢痕妊娠的风险是什么?

如能早期诊断、处理得当且及时,则能减少并发症,成功保留生育能力。如延迟诊治,可能导致子宫破裂、大出血,甚至危及生命。

302. 怎样治疗瘢痕妊娠?

根据病情可以选择药物治疗(甲氨蝶呤)及手术治疗。手术治疗包括子宫动脉栓塞，B超监测下清宫，腹腔镜监测下清宫，腹腔镜下瘢痕妊娠病灶切除，开腹瘢痕妊娠病灶切除等。

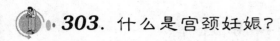 **303.** 什么是宫颈妊娠？

宫颈妊娠是指胚胎植入部位在子宫颈管内的宫颈黏膜，即孕卵在宫颈内口以下的宫颈黏膜着床和发育，是一种很少见的宫外孕。妊娠早期可出现无痛性阴道出血，出血时间一般为妊娠7~8周。

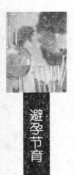

四

男性计划生育

304. 为什么提倡男性要积极参与计划生育？

计划生育是夫妇双方应当共同承担的义务。在计划生育措施中，男子应用的方法，有的比女子的更简便，因此，应当努力推广男子的节育方法。

305. 有男性避孕药吗？

目前尚无疗效肯定的男性避孕药。迄今主要研究应用孕激素抑制精子的发生，因其有降低男子性功能的作用，需同时给予雄激素，至今仍未用于临床。1970 年，中国开展应用棉酚作为男性节育药的研究。棉酚不是激素，可直接作用于睾丸，抑制精子的生成，抗生育效果十分可靠，但由于有发生低血钾的副作用和停用后恢复生育力不稳定的问题，未能在临床推广应用。20 世纪 80 年代末期，研究方向转至应用长效雄激素和促性腺激素释放激素以及免疫学方面的避孕研究，也有用雷公藤避孕的探索，但均未用至临床。

306. 什么是男性绝育术？

男性绝育术是通过阻断输精管，使精子不能通过，从而达到不能生育的目的。过去只有传统应用的输精管结扎术一种，我国医务人员

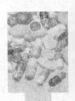

在原来手术的基础上作了多项改进，使原来的手术技术有了重要的提高，而且已能用注射的方法代替手术，更便于推广。这些方法统称为"输精管绝育术"，包括传统的输精管结扎术、输精管钳穿结扎法、经皮注射输精管粘堵术、经皮注射输精管堵塞术等。

307. 哪些人适合做男性绝育术？

（1）无生育要求：阻断输精管之后虽然仍可采取措施恢复管道的通畅，恢复生育能力，但目前仍把这种方法列入绝育的方法中，只在不准备生育的人中采用。

（2）无生殖系统的炎症。

（3）配偶因疾病原因不宜妊娠，且不宜作绝育术者。

（4）思想上能接受。

308. 哪些人不适合做男性绝育术？

（1）近期虽无生育要求，但过一段时期仍拟生育者。建议采用其他更简便的措施，如应用避孕套。

（2）慢性前列腺炎患者。

（3）各种疾病的急性期。

（4）24小时以内2次体温超过37.5℃者。

（5）全身情况不良，不能耐受手术。

（6）误解过深，顾虑很大的人。由于接受输精管绝育术的人，有时对这种方法抱有怀疑，施行后可因心理因素而影响性生活。所以，医务人员必须认真避免这种情况的出现。对误解过深，顾虑很大，反复解释仍不能接受者，则不宜轻易行男性绝育术。

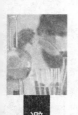

309. 男性绝育术有哪些并发症？

（1）男性绝育术虽然是小手术，但既是手术，就有可能发生出血、感染、脏器损伤等并发症。这些并发症是可以避免的，而且及时发现也不难处理。

（2）绝育失败。

（3）再次要求生育时有复通失败的可能。

310. 男性绝育术后还需要避孕多久？

以前，接受输精管结扎术的人并不能立即达到不生育的目的，有的人在结扎术后，妻子竟又妊娠。原因是遗留在结扎远端精道中的精子仍有致孕能力。一般需5~6次排精或等待6周以上才能达到不生育的目的；而且最有把握的是复查精液证明无精子，才能确认不能生育。后来，手术进行了改进，在结扎之前先作精道内的灌注，使用液体灌注这一段精道，包括精囊，以冲击和杀灭留在这一段的精子，从而使输精管结扎术立即产生绝育的效果。

311. 男性绝育术会造成阳痿吗？

不会。男性绝育术是通过阻断输精管，使精子不能通过，从而达到不能生育的目的。由于精子只占精液量中的小部分，阻断输精管后，并不会感到排精有何改变，对性欲、性交能力、情欲高潮都无影响，唯一的改变是精液中无精子，不能生育，所以不会造成阳痿。但有人对这种绝育方法抱有怀疑，施行之后可能因心理因素而影响性生活。

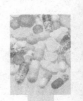

312. 什么是经皮注射输精管粘堵术？

这是对传统的输精管结扎术的一项重要革新，它把传统的输精管结扎阻断改为一种注射方法，极有利于输精管绝育法的推广。其特点是无需开刀，经过皮肤，用注射针对准输精管中轴穿刺，向内注射高分子化学黏合剂和极少量的石炭酸混合液，待黏合剂硬化后（约数分钟），经皮注射输精管粘堵术就完成了。所用的高分子黏合剂为丙烯酸酯化合物。这一方法需要一定的培训，技术难点是将针头放入输精管管腔中，但掌握要领后经过一定的实践，即可相当有把握地穿入管腔。对该项技术稍加改进后成为经皮注射输精管堵塞术，具体操作方法相同，但所用高分子化合物改为聚氨基甲酸乙酯弹性体，与输精管管腔上皮不发生粘连，亦不造成损害。在需要复通时，比前种方法更为简便。这两种方法很受需要绝育的男性的欢迎，对推行计划生育有重要意义。

313. 男性绝育术后可以复通吗？

可以。输精管结扎术后复通，可将结扎的两侧断端吻合。经皮注射输精管粘堵术如需复通，则需将粘堵段输精管切除，进行对端吻合。经皮注射输精管堵塞术后在需要恢复管腔通畅性时比前一种粘堵法更为简便，只需顺输精管长轴作切口，将堵塞物取出，缝合输精管管壁切口，甚至不缝合都可以。

314. 男性绝育术比女性绝育术更复杂吗？

男性绝育术因为无需进入腹腔，所以比女性绝育术简单。计划生育不只是女方的事情，男性也应该承担起该负的责任，与妻子共同做好计划生育。